(

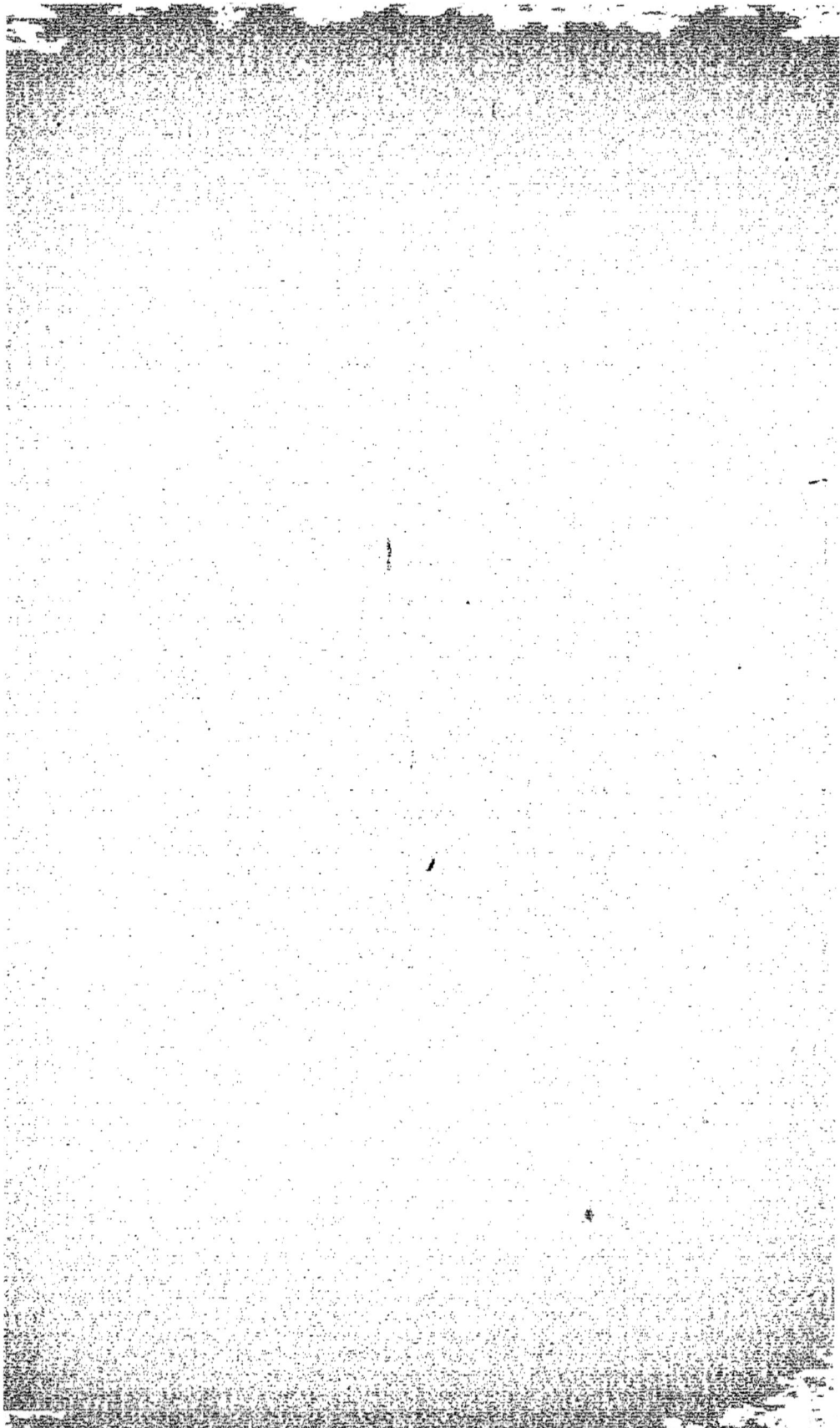

APPLICATION DE L'AIMANT

AU TRAITEMENT DES MALADIES

Avec Portraits et Figures dans le texte

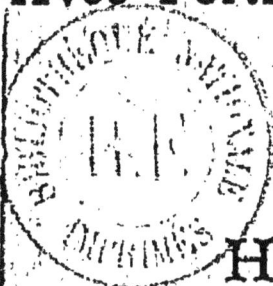

PAR LE PROFESSEUR

H. DURVILLE

Directeur de «l'Ecole pratique de Magnétisme et de Massage»

SIXIÈME ÉDITION

PRIX : 20 CENTIMES

BIBLIOTHÈQUE DU MAGNÉTISME

Les ouvrages anciens ne se trouvent que dans les grandes bibliothèques, et les nouveaux sont trop nombreux pour que tous ceux qui s'intéressent au progrès magnético-spiritualiste puissent se les procurer. Sauf quelques rares exceptions, les bibliothèques publiques ne consentent pas le prêt à domicile ; elles ne contiennent guère que de l'histoire et de la littérature ; elles n'ont pas d'ouvrages anciens, et les nouveaux ne sont classés et mis à la disposition du public que longtemps après leur publication.

C'est pour combler cette lacune que M. Durville eut l'idée, qui reçut un commencement d'exécution en 1880, de fonder, sous le nom de *Bibliothèque du Magnétisme*, à l'instar de la *Circulating Library* de Londres pour la littérature, une bibliothèque circulante concernant exclusivement les ouvrages de Magnétisme, d'Hypnotisme, de Spiritisme, d'Occultisme et autres Sciences qui s'y rattachent.

La *Bibliothèque du Magnétisme*, qui devient de plus en plus considérable, se compose aujourd'hui : 1° de plus de 6.000 volumes sur le Magnétisme et sur toutes les branches du savoir humain qui s'y rattachent ; 2° de la collection complète de presque tous les journaux du monde qui ont paru sur ces questions ; 3° de plus de 600,000 gravures, portraits, autographes, médailles, articles de journaux, notes sur les hommes et les choses ou objets divers classés méthodiquement, et constituant un véritable *Musée du Magnétisme*.

Pour favoriser l'étude du Magnétisme, tous les documents de cette volumineuse collection sont communiqués sur place aux intéressés, et tous les volumes sont confiés au public aux conditions suivantes :

Abonnement d'un an	25 fr.	»
— *six mois*	13	»
— *trois mois*	7	»
— *un mois*	2	50
— *par jour*	»	10

Pour les Professeurs et les Élèves de la *Faculté des Sciences magnétiques*, l'abonnement annuel est réduit à **10 fr.**

Tous les volumes sont remis contre nantissement ou expédiés en gare, dans toute l'Europe, aux frais du destinataire. — La *Bibliothèque du Magnétisme* est ouverte le jeudi et le dimanche, de 9 heures à midi ; les autres jours, de 1 heure à 4 heures. (Il n'y a pas de catalogue imprimé.

APPLICATION DE L'AIMANT

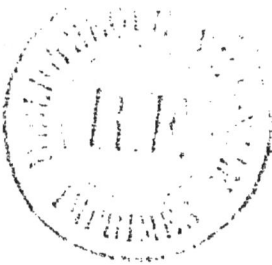

UNIVERSITÉ LIBRE DES HAUTES ÉTUDES

Faculté des Sciences Magnétiques

(École pratique de Magnétisme et de Massage, sous le Patronage de la Société Magnétique de France)

Enseignement supérieur libre, reconnu par Décision du 30 Mars 1908

DIPLOME
DE MAGNÉTISEUR-MASSEUR PRATICIEN

La SOCIÉTÉ MAGNÉTIQUE DE FRANCE.

Vu le Certificat d'aptitude au titre de Magnétiseur-Masseur Praticien, accordé le _____ par le Jury d'Examen, sur avis conforme des Professeurs de la Faculté des Sciences Magnétiques à M _____ né à _____ le _____

Vu l'appréciation donnée à ce Certificat par la Direction de la dite Faculté.

Ratifiant ce Certificat,

Donne, par les présentes à M _____, le Diplôme de Magnétiseur-Masseur Praticien.

Fait à Paris, le _____

Vu le Président du Jury d'Examen,   Le Président de la Société Magnétique de France,

Signature du Diplômé,   Le Secrétaire général de la S. M. et Directeur de la Faculté de Paris,

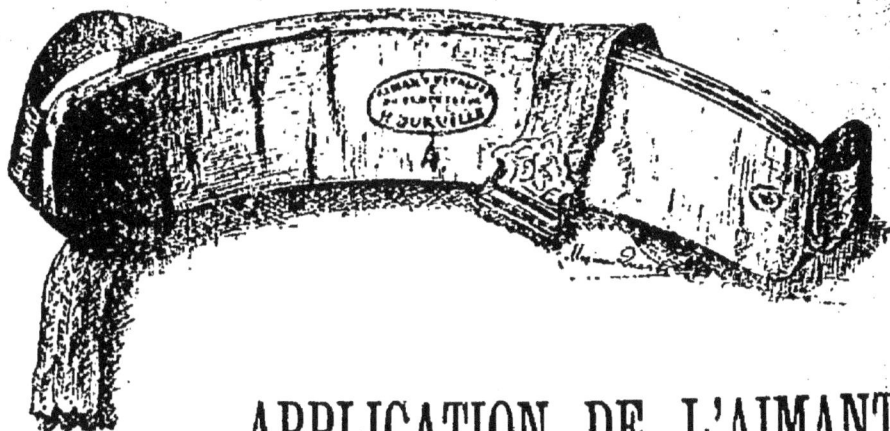

APPLICATION DE L'AIMANT AU TRAITEMENT DES MALADIES

I. – HISTORIQUE

La propriété directrice de l'aimant, l'attraction qu'il exerce sur le fer et sur quelques métaux, mais surtout la communication de ces propriétés au fer et à l'acier, lui firent jouer, dans les siècles d'ignorance, un rôle important dans l'art mystérieux des charmes, des enchantements et de la sorcellerie. On le croyait propre à exciter l'amour et on lui attribuait une grande vertu pour ranimer la tendresse conjugale et rapprocher les époux désunis. Il entretenait la concorde entre ceux qui le portaient, et pouvait, dans certains cas, servir de communication entre les absents.

Je laisserai de côté ces propriétés mystérieuses qui ne sont pas démontrées, pour apprécier ce que les anciens et les modernes ont pensé de cet agent, au point de vue physiologique et thérapeutique

Dès la plus haute antiquité, l'aimant était en grande faveur dans la médecine des Chinois, des Indiens, des Égyptiens, des Chaldéens, des Hébreux, des Arabes, des Grecs, des Romains, etc., qui l'employaient surtout en topiques et en amulettes.

Quelques peuplades indiennes l'ont employé pour conserver et prolonger la jeunesse.

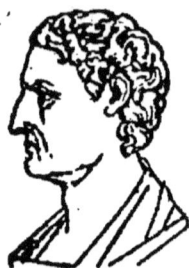

Aristote

Aristote, le célèbre philosophe grec, disciple, puis rival de Platon, qui vivait au IIIᵉ siècle avant notre ère, parle des nombreuses propriétés médicamenteuses d'une sorte de pierre magnétique qu'il appelle l'*aimant blanc*.

Pline (1ᵉʳ siècle de notre ère) nous apprend que l'aimant était employé contre les maladies des yeux; réduit en poudre, on s'en servait aussi contre les brûlures.

Dioscoride (même époque) l'a proposé, pour évacuer les humeurs épaisses des mélancoliques.

Dans son livre de la médecine simple, Galien (IIIᵉ siècle) vante la vertu purgative de l'aimant et son action contre l'hydropisie. Cette double propriété était très anciennement connue des Hébreux.

Suivant Marcel l'empirique, philosophe et médecin français qui vivait à Bordeaux vers la fin du IVᵉ siècle, l'aimant calme les douleurs de la tête en le portant au cou.

Aétius d'Amida (v° siècle) parle beaucoup de l'action des aimants appliqués à l'extérieur. Il rapporte, d'après la tradition, que les goutteux, tourmentés de douleurs aux mains et aux pieds, s'en trouvaient délivrés en tenant à la main une pierre d'aimant; et que cette même pierre était également utile dans les convulsions.

Alexandre de Tralles (vi° siècle) assure qu'elle guérit les douleurs des articulations.

Hali Abbas, médecin arabe de la même époque, affirme que, tenu à la main ou suspendu au cou, l'aimant remédie aux spasmes et aux douleurs des pieds.

Avicenne (xi° siècle) assure que l'aimant est souverain dans les affections de la rate et qu'il agit comme détersif pour modifier les humeurs. Pris à la dose d'une drachme, dans le vin ou dans une infusion de mercuriale, il réagit contre les désordres causés par l'usage interne du fer. Il pensait que l'aimant s'unissait à ce métal et qu'il en corrigeait les mauvais effets.

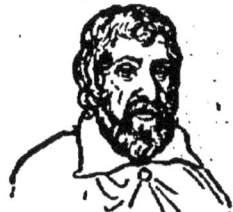

Arnaud de Villeneuve, le célèbre médecin, qui fut aussi théologien, alchimiste et philosophe hermétique (fin du xiii° siècle), affirme qu'il écarte des femmes

ARNAUD DE VILLENEUVE

les mauvais esprits, et les préserve des maléfices.

Albert le Grand (même époque) affirme que l'aimant exerce sur l'organisme une action puissante et salutaire. Porté au bras gauche, il dissipe les songes, les rêves et les vains fantômes de la nuit ; il chasse le venin du corps et guérit la folie.

Platéarius, médecin du XIe siècle, dont les œuvres furent éditées en 1497, le croyait convenable dans les affections de la rate et dans la mélancolie. Il en prescrivait l'usage à l'intérieur dans les aliments, dans les boissons, et surtout dans une décoction de grande consoude.

Vers le commencement du XVIe siècle, l'aimant était beaucoup employé, surtout contre les affections des nerfs. Paracelse étendit son usage aux affections organiques sur lesquelles l'aimant lui parut avoir une action non moins réelle. Il lui attribuait une propriété d'attirer, qu'il regardait comme très utile dans le traitement du plus grand nombre des maladies qu'il nomme *matérielles*. De cette catégorie sont : l'épilepsie, les écoulements sanguins ou lymphatiques particuliers aux femmes ; la diarrhée, les diverses hémorragies, les fluxions de yeux, des oreilles, du nez, des membres ; l'hydropisie, la jaunisse, etc., etc. Quand les humeurs se font jour à l'extérieur et produisent des plaies, des fistules, des ulcères, on doit encore avoir recours à l'aimant. Dans les af-

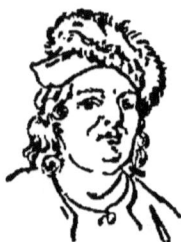

fections nerveuses, il en recommandait surtout l'usage pour combattre les vapeurs, les spasmes, le tétanos et dissiper les attaques d'hystérie. Pour l'application aux différentes maladies, l'auteur expose sa méthode. Possédant quelques notions de la polarité du corps humain, il faisait usage des deux pôles de l'aimant, selon l'effet qu'il voulait obtenir. Ses indications sur ce sujet sont très obscures; mais c'est ce que l'on peut supposer par la distinction qu'il fait entre ce qu'il appelle le *dos* et le *venure* de l'aimant. Admettant que sur la même partie du corps, l'aimant attire par un pôle et repousse par l'autre, il faisait ses applications en conséquence.

La doctrine du grand alchimiste fut étendue par Van Helmont, quelques années plus tard. Celui-ci attribue à l'aimant sur les intestins la même action que sur le fer, et lui accorde la propriété de guérir les hernies. Il en recommande l'usage dans le plus grand nombre des affections, et le considère comme souverain dans le catarrhe.

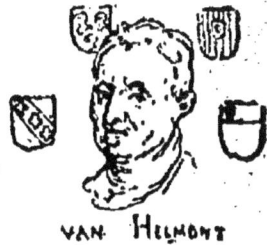

VAN HELMONT

A son époque, on attribuait généralement une grande action à l'aimant sur le fœtus, en raison de l'action qu'il peut exercer sur la matrice. Aussi, quand une femme était menacée d'avortement, il recommandait d'appliquer un aimant sur le nombril, parce qu'il devait avoir la vertu d'at-

tirer l'enfant, comme il attire le fer, et de l'empê-
cher de descendre. Plusieurs auteurs sont du
même avis.

L'exemple de Paracelse et de Van Helmont
fut suivi, et la médecine magnétique prit un grand
développement pendant la première moitié du
xviie siècle.

Gilbert, médecin de la reine Elisabeth, que l'on
peut considérer comme le fondateur de la science
magnétique, consacre, dans son livre *de Magnete*,
un chapitre spécial à l'action thérapeutique de
l'aimant. Il reconnaît sa vertu astringente et son
action curative contre les hémorragies.

Sérapion vante l'action de l'aimant en poudre
appliqué sur les blessures et sur les plaies enve-
nimées, et cette réputation se maintint longtemps.
Si on était blessé par un fer empoisonné, ou mordu
par un animal venimeux, il mêlait de la poudre
d'aimant dans des emplâtres spéciaux et en cou-
vrait les blessures. Il en faisait prendre également
à l'intérieur, et lui attribuait la propriété de faire
sortir le venin du corps.

Anselme de Boodt vanta l'usage de l'aimant en
poudre ; et, comme le précédent, il l'incorporait
dans des emplâtres. L'emplâtre d'aimant, malgré
quelques propriétés malsaines que l'auteur lui
attribue, guérit toutes sortes de blessures, prévient
les accidents qui leur sont consécutifs, les pu-

rifie de ce qu'elles contiennent d'inutile ou de nuisible, et favorise la régénération des chairs.

Suivant Rattray, l'aimant guérit le catarrhe, les hernies, la fièvre quarte, l'hydropisie, les maux de tête et fortifie la matrice.

Les alchimistes des xvie et xviie siècles attribuèrent à l'aimant les plus merveilleuses propriétés, et épuisèrent tous les secrets de leur art pour lui faire subir diverses préparations qui devaient faciliter et étendre son emploi.

Les uns le faisaient macérer avec de la limaille d'acier, dans les cendres de certaines plantes, pour en extraire ensuite ce que Paracelse appela la *manne de l'aimant.* D'autres étaient persuadés qu'en l'exposant au soleil, après l'avoir calciné avec le soufre, il acquérait les plus grandes vertus. Quelques autres, enfin, l'ont soumis à la distillation, pour en retirer une espèce de mercure auquel ils attribuaient une valeur non moins grande. Presque tous en préparaient des magistères.

Mylius (1675) nous dit que l'aimant était encore employé sous d'autres formes dans un grand nombre de maladies. On en composait des élixirs pour combattre le catarrhe et faire couler la pituite, une mixture contre les vers, et différents remèdes pour les yeux.

Stockerus donne la composition d'un gargarisme magnétique contre les maux de dents.

Le sel d'aimant d'Agricola était recommandé

1.

comme vulnéraire, astringent et balsamique. Appliqué extérieurement, il guérissait les plaies et arrêtait la chûte des cheveux; à l'intérieur, il combattait la diarrhée.

Vers le milieu du XVIIe siècle, on réagit contre le magnétisme alchimique, et les médecins revinrent aux anciennes applications de l'aimant.

Maxwel, savant écossais, médecin du roi Charles II, pratiqua avec succès la médecine magnétique et publia un curieux ouvrage sur la question.

Le P. Kircher, savant jésuite allemand, s'attacha d'une façon spéciale à l'histoire du magnétisme. Dans plusieurs ouvrages qui sont encore précieux à consulter, il démontre que toute l'antiquité employa l'aimant à divers usages; il fournit des renseignements sur les méthodes employées de son temps et sur les résultats obtenus. Comme plusieurs auteurs l'ont dit avant lui, il affirme que l'aimant porté au cou guérit les spasmes, calme les douleurs nerveuses et hâte l'accouchement.

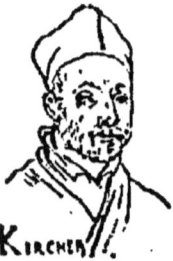

Pierre Borel, qui prit une part active dans la discussion qui eut lieu à son époque entre les partisans et les ennemis du magnétisme, affirme que, porté au cou, l'aimant exempte la femme des suffocations de la matrice, calme les douleurs des dents et des oreilles en le frottant contre les parties affectées. Il fait aussi mention d'une manie causée par la matrice, qui fut guérie, en faisant porter pendant quelque temps à la malade un aimant sur la région du cœur.

Zwinger se servit encore avec succès de la poudre d'aimant pour combattre une incontinence d'urine chez une jeune fille. Il dit aussi que l'aimant remédie aux spasmes occasionnés par les vents.

Jusque vers le commencement du XVIIIe siècle, on n'employait guère que l'aimant naturel. L'application n'était pas facile. D'abord, la pierre d'aimant est difficile à travailler ; sa force est relativement peu considérable, et il faut souvent une grande masse pour obtenir l'effet que l'on désire ; ensuite, son prix est trop élevé.

On surmonta les obstacles, en communiquant à l'acier trempé, toutes les propriétés de l'aimant naturel. Le perfectionnement des procédés permit bientôt de dépasser la nature, c'est-à-dire de faire des aimants plus forts que les meilleurs aimants naturels. On put alors multiplier le nombre des pièces, en varier la forme selon les besoins, augmenter et perfectionner les moyens d'application.

Un peu plus tard, l'expérience apprit aux physiciens l'avantage que la thérapeutique pouvait retirer de l'électricité. L'analogie que le *magnétisme* présente avec l'*électricité* attira encore l'attention générale vers le premier, et les traitements magnétiques se multiplièrent rapidement, surtout en Allemagne, en France et en Angleterre.

Depuis longtemps, l'aimant était reconnu pour guérir les maux de dents. Vers 1765, Klarich, médecin du roi d'Angleterre et physicien à Gottingue, fit de nombreux essais. Les résultats qu'il obtint engagèrent d'autres observateurs à diriger leurs recherches vers ce but. Klarich appliqua en outre l'aimant avec le même succès contre les douleurs, la surdité, la paralysie. Wéber, médecin à Walfrode, suivit en Allemagne l'exemple de Klarich, et obtint des résultats remarquables sur les maladies des yeux.

Vers 1770, Mesmer commença à attirer l'attention. Il admettait l'existence « d'une influence mutuelle entre les corps célestes, la terre et les corps animés. Un fluide universellement répandu et continué de manière à ne souffrir aucun vide, dont la subtilité ne permet aucune comparaison, et qui de sa nature est susceptible de recevoir, propager et communiquer toutes les impressions du mouvement, est le moyen de cette influence. Il se manifeste particulièrement dans le corps humain des propriétés analogues à celles de l'aimant. On y distingue des pôles également divers et opposés qui peuvent être communiqués, changés, détruits

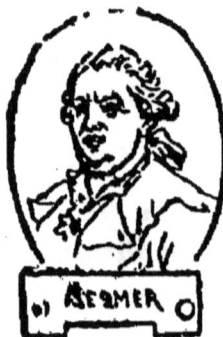

ou renforcés ». Par son analogie avec le fluide nerveux, il peut « guérir immédiatement les maladies de nerfs et médiatement toutes les autres ». En pénétrant les tissus, il rétablit l'harmonie dans les organes, par la distribution uniforme du fluide dont le mouvement était troublé.

Mesmer appliquait donc l'aimant en vertu d'une théorie qu'il avait adoptée. Il employait ordinairement des petits aimants ayant la forme des parties sur lesquelles il les appliquait. Il en plaçait de chaque côté du corps, sur le milieu du corps et sur l'épine dorsale. Dans quelques cas, il en plaçait d'elliptiques sous la plante des pieds; dans d'autres, sous les genoux. Dans les vomissements et dans les crampes d'estomac, il en appliquait un sur le cœur ; dans les coliques, il le plaçait sur le nombril. Tous ses aimants étaient portés jour et nuit, étroitement serrés contre la peau.

Depuis quelques années, le père Hell étudiait le magnétisme minéral au point de vue physique, quand une dame, qui souffrait de violentes crampes d'estomac, vint le prier de lui confier un de ses meilleurs aimants pour être employé contre le mal qui lui rendait la vie intolérable. Elle rapporta bientôt l'objet, qui avait entièrement produit l'effet désiré : elle était guérie.

Frappé de ce résultat, le célèbre astronome voulut faire l'expérience sur d'autres malades. A l'exemple de Mesmer, il fabriqua des aimants de toute forme et en fit de nombreuses applications. Un homme abandonné par l'art, tourmenté depuis longtemps de spasmes et de convulsions, reçut en quelques jours un soulagement sensible ; et bientôt les accidents se calmèrent pour ne plus reparaître. Une vingtaine d'autres malades, dont plusieurs paralytiques, furent également guéris.

Une dispute s'éleva entre Mesmer et le père Hell au sujet de la priorité de cette application. Tous les deux publièrent dans les journaux le résultat de leurs cures, et Vienne devint le foyer d'où la pratique magnétique se généralisa dans toute l'Allemagne.

A l'exemple de Mesmer, Unzer, célèbre médecin d'Altona, étudia attentivement l'action thérapeutique de l'aimant et publia ses observations (1775). Le traitement d'une jeune femme, qui, à la suite de plusieurs couches laborieuses, avait éprouvé des spasmes, des contractions, des crampes, de la paralysie, puis une faiblesse si considérable des muscles de la tête qu'elle pouvait à peine la soutenir, le frappa tout particulièrement. Dès les premières applications, il observa une amélioration considérable.

Le docteur Deiman, à Amsterdam, traduisit en hollandais l'ouvrage de Unzer. Dans la préface, il rend compte de la guérison, obtenue en 11 jours, d'une femme de 57 ans, affectée de paralysie des

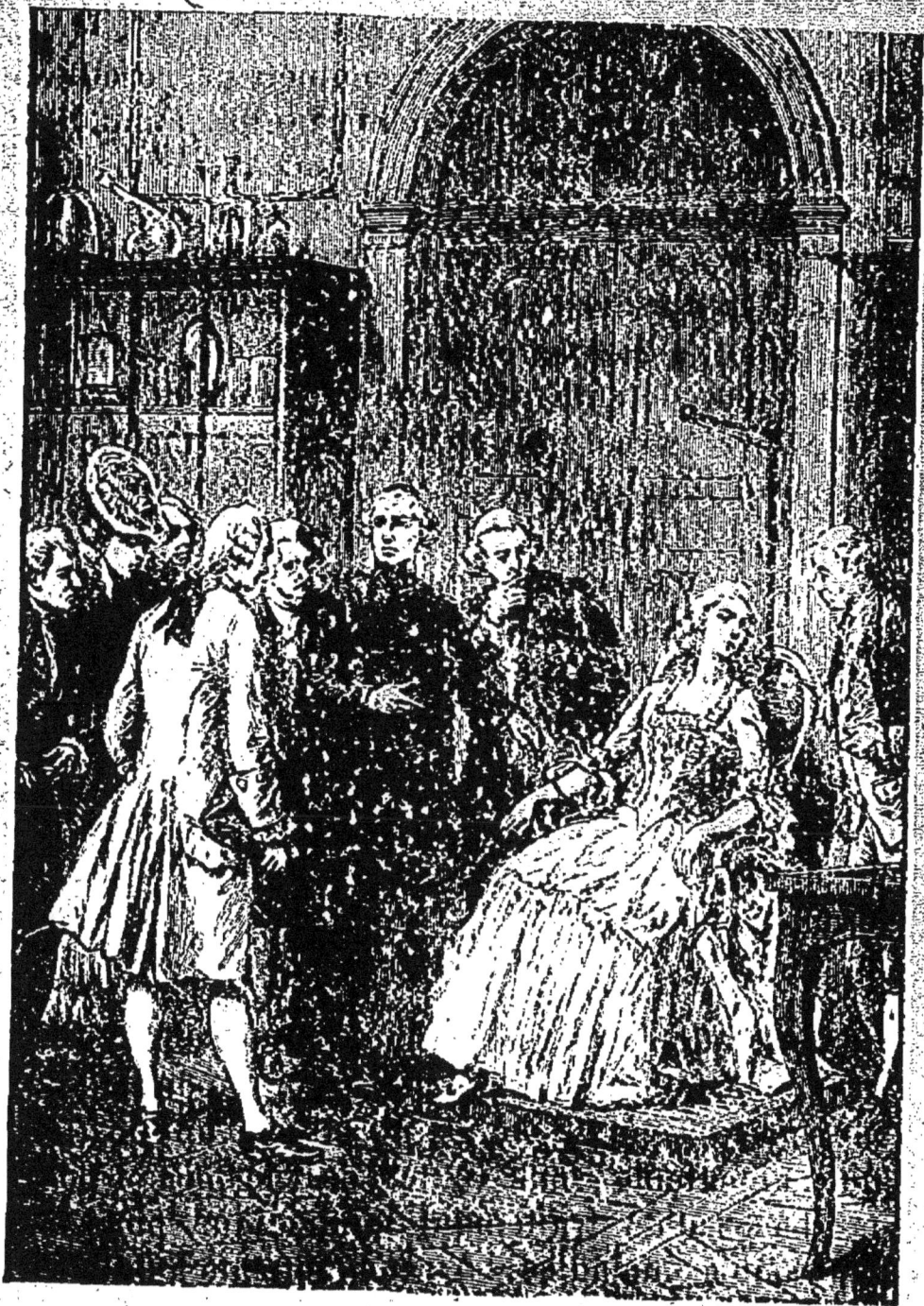

LE P. HELL DÉMONTRANT L'ACTION DE L'AIMANT

deux bras et d'une surdité complète de l'oreille gauche. A la même époque, le même auteur annonçait, dans une lettre, qu'il traitait deux autres malades par les aimants : 1° Un homme affecté depuis 2 ans d'un tremblement excessif de tout le corps, la tête penchait à gauche et la parole était très difficile ; 2° une jeune fille affectée depuis 2 ans d'une violente rétraction de la jambe, suite d'une fièvre tierce, était dans un état alarmant qui se compliquait de fièvre hectique. Au bout de 14 jours, les deux malades étaient sensiblement améliorés : chez le premier, le tremblement avait disparu, la tête se redressait, la parole était plus libre et la fièvre avait cessé ; chez le second, la jambe était redressée et la marche devenait possible.

En 1777, le docteur Heinsius, à Sorau, publia un ouvrage où il décrivit 7 observations sur différentes maladies, dont 2 épilepsies, où l'aimant fut employé avec succès.

Un physicien distingué, de Harsu, membre du grand conseil fédéral à Genève, correspondant de la *Société royale de médecine*, étudia l'application du magnétisme sous toutes ses formes et posa les bases d'un traitement méthodique pour les différentes maladies. Au magnétisme animal, il ajoute l'application raisonnée des aimants ; et pour seconder l'action de ceux-ci, qui n'est pas toujours suffisante, il emploie l'eau aimantée en boisson, en lavages, en lavements, en lotions, en bains généraux et locaux.

Appliqué ainsi à l'intérieur et à l'extérieur, le principe de l'aimant lui paraît être le plus puissant des stimulants et apéritifs. Sa propriété dépurative lui paraît surtout bien constatée. De ces deux propriétés, il conclut que l'aimant est souverain dans le traitement du plus grand nombre des affections chroniques ; et pour le démontrer, il rend compte des effets qu'il a obtenus dans plusieurs cas de rhumatismes, dans les fluxions des yeux et des dents, dans les maladies des articulations ; dans certaines espèces de tumeurs lymphatiques telles que loupes, goître, écrouelles ; dans les engelures et les accidents nerveux tels que spasmes, contractions, contractures propres à l'hystérie ; crampes, épilepsie. L'ophtalmie, la surdité et certaines paralysies lui ont également fourni de remarquables succès.

En France, les docteurs de la Condamine, à Romans ; Razoux, à Nîmes ; Sigaud de la Fond, Descemet, Missa, à Paris, et plusieurs autres appliquèrent l'aimant avec succès. Mais c'est surtout l'abbé Le Noble, chanoine à Vernon-sur-Seine, qui prit la plus large part à l'étude des applications de l'aimant au traitement des maladies. Dès 1763, ses aimants pour les dents étaient très appréciés. En septembre 1777, il lut à la *Société royale de médecine* un mémoire sur ses travaux ;

et cette société savante qui, quelques années plus tard, s'éleva avec tant de violence contre le magnétisme animal, nomma une commission composée de Mauduyt et Andry, pour constater l'efficacité de l'aimant dans le traitement de quelques maladies. Mauduyt n'ayant pu suivre les expériences d'une façon assez constante, fut remplacé par Thouret.

Les deux commissaires remplirent leur mission avec la plus scrupuleuse attention et firent un rapport détaillé qui fut lu et discuté.

Ce rapport, auquel j'emprunte beaucoup des documents qui précèdent, est rédigè tout à l'avantage de la nouvelle méthode thérapeutique. Il constitue, surtout au point de vue historique, l'ouvrage le plus complet et le plus intéressant qui ait paru sur cette question. Il contient en outre plusieurs planches de gravures et 48 observations de cas divers et rebelles, qui furent presque tous guéris ou soulagés par les applications magnétiques, à l'exclusion de tout médicament.

Voici les conclusions de ce rapport lu à la Société le 29 août 1780 :

« 1° On ne peut méconnaître dans l'aimant, appliqué en amulette, une action réelle et salutaire.

« 2° Cette action est indépendante, dans l'aimant, des qualités ou propriétés qui lui sont communes avec les autres corps, et par lesquelles l'application des pièces aimantées peut avoir une action générale ou commune sur l'économie animale : tels sont l'impression de froid, la pression, le contact, le frottement, les plaques étant appliquées à nu et serrées étroitement sur la peau.

« 3° Cette action de l'aimant est également distincte de celle qu'il peut avoir sur le corps humain, comme substance ferrugineuse, comme substance attractive, quoiqu'elle paraisse cependant dépendre du même principe, cette action paraissant s'affaiblir avec le temps et se rétablir en même proportion que les plaques aimantées acquièrent ou perdent de leur vertu attractive ou de leur action sur le fer.

« 4° Cette action de l'aimant paraît être une action immédiate et directe du fluide magnétique sur nos nerfs, sur lesquels il paraît avoir une influence non moins réelle que sur le fer; il paraît n'en avoir aucune directe et particulière sur les fibres, sur les humeurs, et les viscères.

« 5· Par cette action, l'aimant ne paraît pas convenir dans le traitement des affections décidément humorales, ou organiques et matérielles, mais dans les affections purement ou particulièrement nerveuses.

« 6· Les affections de ce genre auxquelles l'aimant convient préférablement ne sont pas les affections dépendantes du défaut d'action des nerfs, mais celles qui reconnaissent pour cause principale l'action des nerfs augmentée : tels sont les spasmes, les convulsions, les vives douleurs.

« 7· Sous ce rapport, l'aimant se range naturellement dans la classe des antispasmodiques, classe qu'il semble ainsi enrichir, comme l'électricité a enrichi celle des substances irritantes, apéritives ou stimulantes, et c'est plus spécialement à l'espèce des antispasmodiques, toniques ou proprement dits, qu'il semble se rapporter.

« 8· Cette action antispasmodique et nerveuse de l'aimant ne paraît être que palliative ; mais rien n'annonçant qu'elle ne puisse pas devenir curative. L'efficacité même qu'on reconnaît dans l'aimant ne pouvant n'être pas purement nerveuse, et seulement antispasmodique, la nullité de toute autre action dans cette substance, spécialement d'une vertu stimulante apéritive, d'une action humorable et matérielle, n'étant pas entièrement démontrée, il suit de ces différents points qu'il est important de continuer les recherches et de multiplier les épreuves sur ces objets.

« 9· La méthode magnétique paraissant être elle-même susceptible de plusieurs degrés de perfection, c'est une nouvelle raison de s'appliquer à la modifier, à l'observer dans tous ses rapports.

« 10· Au moins, en se bornant à la méthode actuelle, les avantages du magnétisme ne peuvent être méconnus et contestés.

« 11· L aimant a donc sur le corps humain un autre principe d'action que celui qui résulte de sa nature ferrugineuse, de son action attractive sur le fer, ainsi que des autres propriétés si nombreuses que l'empirisme lui a attribuées ; et il paraît devoir un jour devenir en médecine d'une utilité, sinon aussi grande, au moins aussi réel'e, qu'il l'est maintenant en physique, quoiqu'on ne doive pas sans doute admettre toutes les merveilles qu'on raconte, et qu'il y ait beaucoup à rabattre des éloges qu'on lui prodigue. »

Le 1er avril 1783, les mêmes commissaires lurent un second rapport à la même Société sur cette question. Ce dernier travail fut imprimé l'an VIII, et l'éditeur y ajouta 61 observations sur diverses guérisons et plusieurs certificats.

A cettte époque, Mesmer était à Paris et le magnétisme animal agitait beaucoup les esprits. Il les passionna bientôt à l'excès; et, à l'exemple du *Maître*, ceux qui employaient l'aimant lui substituèrent le magnétisme animal.

Aussi, à partir de 1785, les observations deviennent rares.

En médecine, les systèmes passent vite et s'oublient facilement. Pendant 80 ans, malgré quelques essais de Hellé, Laennec, Chomel, Trousseau, Récamier, l'action thérapeutique de l'aimant est à peine soupçonnée. Burq, l'auteur de la métallothérapie, cite pourtant quelques observations à l'appui de sa théorie. En Italie, Maggiorani y consacre la plus grande partie de son activité et publie de remarquable

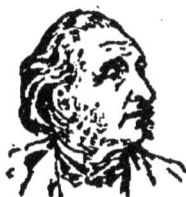 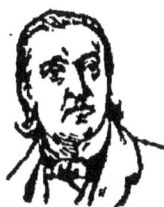 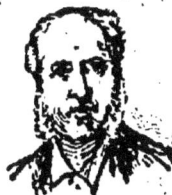

TROUSSEAU   CHARCOT   LUŸS

ble travaux. En 1877, Charcot, à la Salpêtrière, l'applique contre les troubles de la sensibilité chez les hystériques; et enfin, Luys l'employa avec non moins de succès à la Charité.

II. — BIBLIOGRAPHIE

De nombreux et importants travaux ont été publiés sur l'action curative de l'aimant depuis le commencement du XVIIe siècle. Je ne citerai, parmi les meilleurs ouvrages, que ceux qui sont imprimés en français.

ALIBERT.— *Nouveaux éléments de thérapeutique et de matière médicale*, 1817, tome II.

ANDRY et THOURET. — *Observations et Recherches sur l'usage de l'Aimant en médecine, ou Mémoire sur le Magnétisme médicinal*, 29 août 1782. Inséré dans les *Mémoires de la Société royale de médecine*, année 1779. Tiré à part, in-4°, avec figures. Paris, 1782.

— *Des Aimants artificiels de M. le Noble*, appliqués à la guérison des maladies nerveuses. Rapport à la Société royale de médecine, 1er avril 1783. Publié par Luneau de Boisgermain, avec des notes. In-18, Paris. An VIII.

J. BABINSKI.— *Recherches servant à établir que certaines manifestations hystériques peuvent être transférées d'un sujet à un autre, sous l'influence de l'Aimant. Revue philosophique.* Décembre 1886,

CONDAMINE (de la) — *Sur la vertu de l'Aimant contre le mal de dents.* Journal de médecine, septembre 1767

DEBOVE. — *Note sur l'hémiplégie saturnine et sur son traitement par l'application d'un Aimant,* lue à la *Société médicale des hôpitaux.* 1879.

—*Note sur l'emploi des Aimants dans les hémianesthésies liées à une affection cérébrale due à l'hystérie.* Progrès médical. 1879, nº 50.

Dictionnaire des merveilles de la nature, article *Aimant.* Paris, 1802.

H. DURVILLE. — *Physique magnétique,* avec fig. 1895.

1 — *Description du Sensitivomètre.* Application de 'Aimant à la mesure de la sensitivité magnétique et au traitement de quelques maladies, avec 3 fig. Paris 1888.

G. ENCAUSSE. — *Du Traitement externe et psychique des maladies nerveuses,* 1897.

Encyclopédie des gens du monde, article Aimant. Paris, 1833.

FOUROT. — *Récit des effets salutaires de l'Aimant dans une maladie nerveuse.* Gazette salutaire. Février 1779.

GALEZOWSKI. — *Sur l'emploi de l'Aimant pour l'extraction des corps étrangers métalliques de l'œil.* In-8. Paris 1886.

HARSU (de). — *Observations sur les effets de l'Aimant.* Journal encyclopédique. juillet 1876.

— *Huit lettres sur les effets de l'Aimant en médecine,* dans le *Journal encyclopédique,* octobre 1776 à 1779, et une dans la *Gazette de santé,* en 1780.

— *Recueil des Effets salutaires de l'Aimant en médecine,* in-8º, Genèse, 1782.

ISRAEL. — *Observation d'une épilepsie guérie par le secours des Aimants*. *Journal historique de médecine*. Venise, 1766.

LUYS. — *Propulsion locomotrice d'origine cérébelleuse. Guérison par l'action des couronnes aimantées*. *Gazette des Hôpitaux*, 23 juillet 1895.

MACQRET. — *De l'Aimantation au point de vue médical et en particulier dans les anesthésies*.

MESMER. — *Lettre de M. Mesmer, docteur en médecine à Vienne, à M. Unzer, sur l'usage médicinal de l'Aimant*, 5 janvier 1775.

— *Réponse de M. Mesmer à ceux qui l'on conulté sur la cure magnétique*. *Journal encyclopédique*, juin 1776.

— *Discours sur le magnétisme et sur les effets salutaires de l'Aimant*. 1782

NYSTEN. — *Dictionnaire des sciences médicales*, article *Aimant*, Paris, 1822.

OCHOROWICZ. — *L'Hypnoscope*. Une nouvelle application de l'Aimant. *Lumière électrique*, 8 novembre 1884.

PROUST et BALLET. — *De l'action des Aimants sur quelques troubles nerveux et spécialement sur les anesthésies* (Communication faite au *Congrès d'Amsterdam*, le 13 novembre 1879). Reproduite dans le *Journal de thérapeutique*.

Th. TAFFAR. — *Lettre écrite de l'abbaye royal de Saint-Denis*, par le R. P. dom Thomas Taffar religieux de cette abbaye, sur sa guérison (convulsions) opérée par la vertu de l'Aimant. *Mercure de France*, juillet 1726.

TAMBURINI. — *L'Aimant dans l'hypnose hystérique*. *Revue philosophique*, septembre 1885.

THOURET. — *Observations sur les vertus de l'Ai-*

mant. Mémoires de la *Société royale de médecine*, 1776, t. 1er, p. 281.

— *Encyclopédie méthodique* (médecine), article *Aimant*. Paris, 1833.

Trousseau et Pidoux. — *Traité de thérapeutique et de matière médicale*. 1847, Tome I.

Le *Journal du Magnétisme*, dirigé par le professeur H. Durville, publie des observations, des notes et des travaux originaux sur la théorie de l'aimant appliqué au traitement des maladies.

Des *Conseils pratiques*, rédigés par le directeur, dans le but de mettre la pratique magnétique à la portée de tout le monde, paraissent dans chaque numéro. A titre d'exemples, les principales guérisons ou améliorations obtenues par les meilleurs praticiens sont rapportées en détail. Le traitement de chaque maladie est indiqué dans un *Conseil pratique* ; et l'on voit que, dans presque tous les cas, l'application de l'Aimant a produit des guérisons ou des améliorations inespérées.

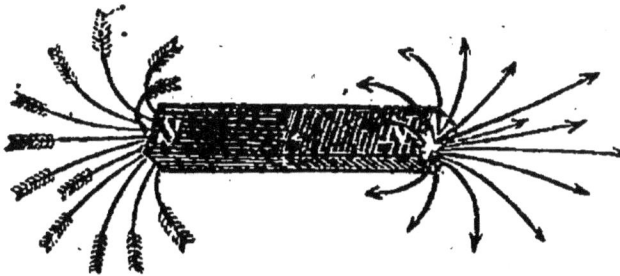

UNIVERSITÉ LIBRE DES HAUTES ÉTUDES

Faculté des Sciences Magnétiques

(École pratique de Magnétisme et de Massage, sous le Patronage de la Société Magnétique de France)

Enseignement supérieur libre, reconnu par Décision du 25 Mars 1898

III.— PHYSIQUE

L'aimant naturel, vulgairement dit *pierre d'aimant,* est un minerai de fer. C'est une substance
d'un éclat métallique prononcé, dont la couleur,
dans la cassure fraîche, varie du noir de fer au
gris d'acier bleuâtre. Il possède la propriété d'attirer le fer, le cobalt, le nickel, le chrome. Par divers procédés, on communique à ces métaux, qui
sont dits *magnétiques,* et surtout à l'acier trempé,
toutes les propriétés de l'aimant naturel. Le mot
aimant est devenu le terme générique désignant
toute substance qui possède la propriété naturelle
ou acquise d'attirer le fer. On distingue donc les
aimants naturels et les aimants artificiels. Ces
derniers sont presque seuls employés aujourd'hui.

Tout aimant, quels que soient sa forme et son
volume, possède une ligne neutre et deux pôles
opposés que l'on remarque en le plongeant dans
la limaille de fer. Celle-ci s'attache aux pôles avec
une grande énergie. Cette énergie diminue aux
approches de la ligne neutre où elle devient nulle.

Un aimant, suspendu horizontalement par un
fil sans torsion ou équilibré sur un pivot (aiguille
aimantée), prend une direction constante qui est

à peu près celle du nord au sud. Cette direction qui indique les deux pôles de la terre, se nomme *méridien magnétique*. Le pôle qui regarde le nord se nomme *pôle austral, pôle positif, pôle N*; celui qui regarde le sud, *pôle boréal, pôle négatif, pôle S*. Le pôle positif d'un aimant repousse le pôle positif d'un autre aimant et attire le négatif; autrement dit, *les pôles de même nom se repoussent, les pôles de noms contraires s'attirent*

On observe dans l'aimant deux forces distinctes :

1° Une *force physique* qui agit en droite ligne à travers tous les corps, dans toute l'étendue du champ magnétique. C'est par cette force que les aimants agissent les uns sur les autres.

2° Une force que je nomme *force physiologique*, car elle agit sur le corps humain sans se faire sentir sur l'aiguille aimantée.

La force physiologique paraît être subordonnée à la force physique, car elle est presque toujours proportionnelle au degré d'aimantation des pièces. C'est une force brutale qui n'est guère plus « assimilable » que l'électricité. Par une opération qui consiste à transformer cette force comme l'électricité est transformée en chaleur, en lumière, en mouvement. j'obtiens une nouvelle force plus puissante, plus en harmonie avec la *force vitale* qui est en nous, et son assimilation se fait plus facilement. Elle devient plus vivifiante et sa valeur curative est considérablement augmentée.

C'est à cette transformation que je donne le nom de *vitalisation*.

L'aimant par lui-même n'est plus que le véhicule de ce nouvel agent ; de ce nouveau mode vibratoire de l'éther, qui devient presque identique au *magnétisme humain*.

La force physiologique vitalisée se transmet à tous les corps de la nature, tandis que la force physique ne se transmet qu'aux métaux magnétiques, et cette transmission ne se fait pas en vertu des mêmes lois. Elle se transmet à distance sur un fil conducteur, tandis que la force physique ne se laisse pas transporter au-delà du champ magnétique.

Il y a analogie ou concordance de nature entre l'électricité et la force physiologique de l'aimant. — Si on fait plonger les électrodes d'une pile dans deux verres d'eau reliés par un fil pour fermer le circuit, l'eau du verre où plonge l'électrode + devient acidulée, fraîche au goût, tandis que celle où plonge l'électrode — devient alcaline, tiède, fade. Si on place deux verres d'eau dans le champ d'action des pôles d'un aimant, l'eau qui est exposée au pôle positif devient acidulée, fraîche au goût de certaines personnes nerveuses et impressionnables que l'on nomme des *sensitifs* ; celle qui est exposée au pôle négatif prend au contraire un goût alcalin, tiède, fade, nauséeux.

En raison des analogies qui existent entre l'aimant et l'électricité, j'applique le signe + au pôle positif de l'aimant comme au pôle positif de la pile, le signe — au pôle négatif de l'aimant comme au pôle négatif de la pile.

Les aimants perdent assez rapidement leurs propriétés vitales. Selon la nature de la maladie, le tempérament du malade et l'emploi que celui-ci en fait, au bout d'un temps qui peut varier de 1 à 6 mois, ils sont usés, lors même que l'aimantation, c'est-à-dire la propriété d'attirer le fer et de s'orienter, n'est pas sensiblement diminuée. Si l'on n'en fait aucun usage, à l'air libre, les propriétés vitales se conservent pendant 6 à 8 mois ; enveloppés dans du papier ou suspendus par la ligne neutre au moyen d'un fil sans torsion leur permettant de s'orienter, ils les conservent davantage encore. Il est nécessaire de ne pas les déposer sur des objets de nickel, de fer, de fonte ou d'acier, de ne pas les laisser tomber, car le choc modifie des mouvements vibratoires qui constituent l'aimantation et la vitalisation.

La force physique de deux aimants se conserve en plaçant ceux-ci l'un sur l'autre par leurs pôles de noms contraires. La force physiologique se conserve plus longtemps en les plaçant l'un sur l'autre par leurs pôles de même nom.

La force physiologique de l'aimant est l'objet d'une étude plus complète dans ma *Physique magnétique*. J'y renvoie le lecteur qui veut étudier davantage cette force inconnue.

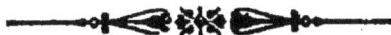

2.

IV.— PHYSIQUE PHYSIOLOGIQUE

Nous savons qu'on désigne également sous le nom de *magnétisme* (magnétisme humain) une force particulière du corps humain, en vertu de laquelle les individus agissent ou peuvent agir les uns sur les autres.

Cette force, quoique plus salutaire en thérapeutique, est analogue à la force physiologique de l'aimant. Elle est soumise aux mêmes lois.

Il résulte de cette propriété que le corps humain est polarisé. C'est une polarité en fer à cheval, se divisant en deux ordres :

1° *Polarité d'ensemble*, 2° *polarité secondaire*.

La polarité d'ensemble nous représente deux aimants inversement disposés : un *aimant latéral* ; 2° un *aimant antéro-postérieur*. Les branches du premier sont figurées par les côtés latéraux du corps — tête, tronc, bras, jambes ; — les pôles sont aux mains et aux pieds ; le point neutre se trouve au sommet de la tête. Les branches du second, moins longues et moins larges (2 à 3 cent., sur le devant du corps, 3 à 4 sur le derrière), sont sur le milieu de la figure, la pointe du menton, le sternum, le nombril, la colonne vertébrale, l'occiput; le point neutre est au périnée.

La polarité secondaire est inhérente aux jambes et aux bras. Ceux de droite sont positifs du

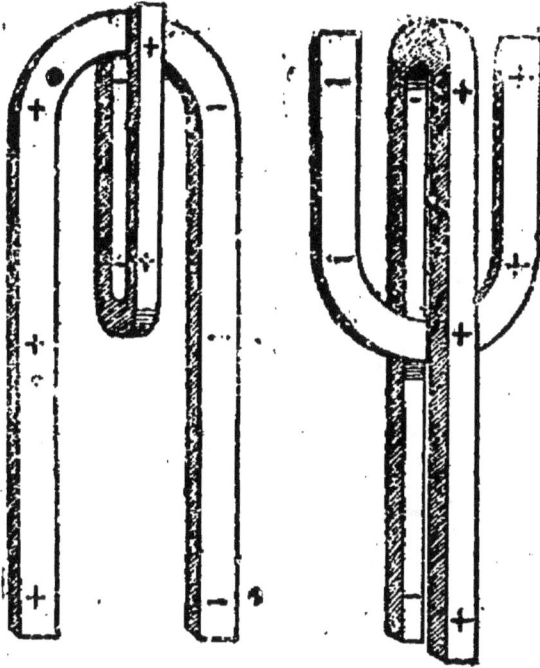

FIG. 1 ET 2. — SCHÉMA DE LA POLARITÉ DU CORPS HUMAIN

côté du petit doigt (faiblement) négatifs du côté du pouce ; ceux de gauche sont négatifs du côté du pouce (faiblement) positifs du côté du petit doigt.

Par cette disposition magnétique, l'action que deux individus exercent l'un sur l'autre est analogue à celle de deux aimants. Le magnétisme humain étant soumis aux mêmes lois que le magnétisme minéral, il s'ensuit qu'un aimant agit sur le corps humain comme sur un autre aimant,

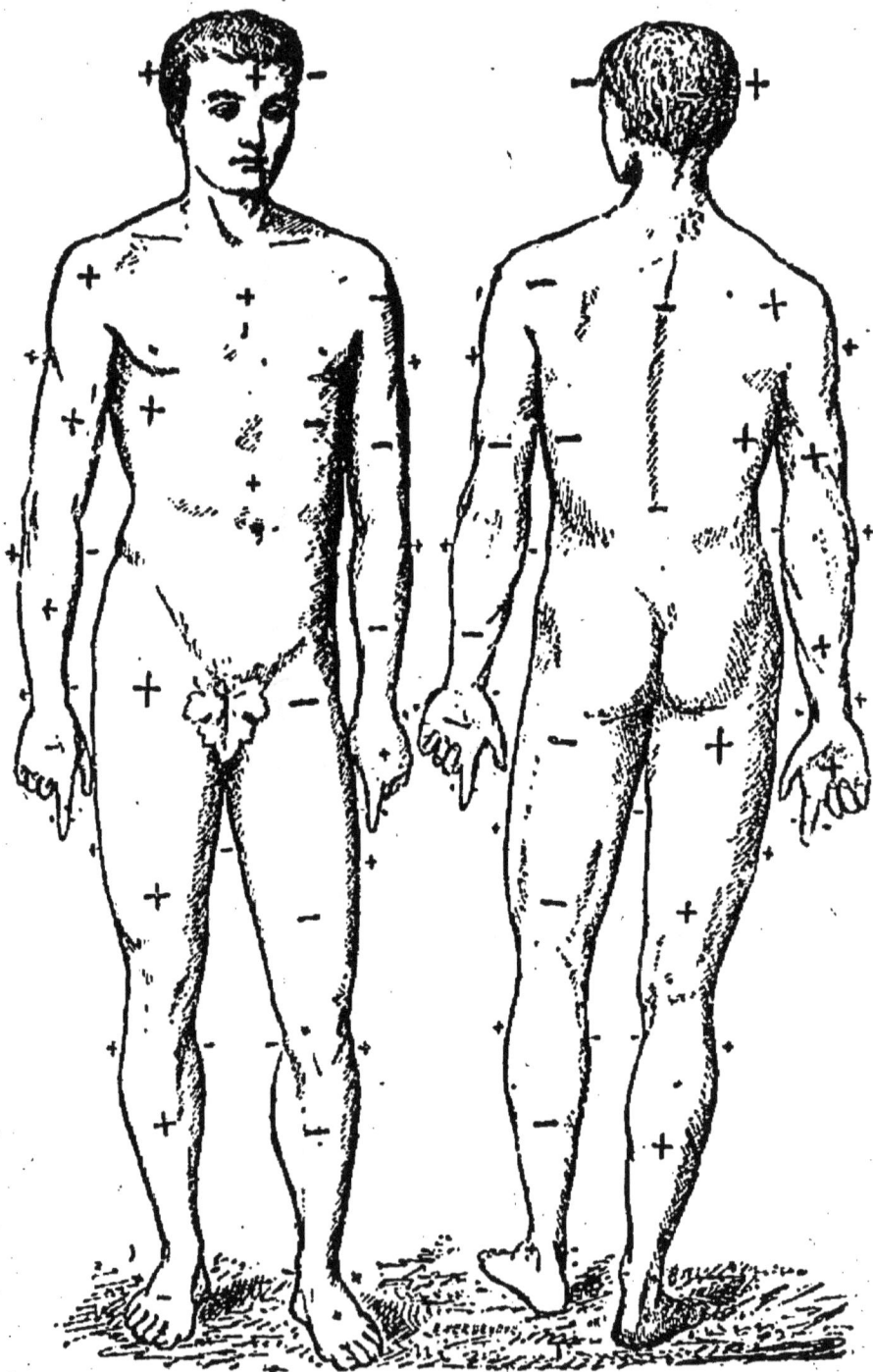

FIG. 3 ET 4. — POLARITÉ DU CORPS HUMAIN

Le corps humain possède des propriétés magnéto-chimiques. Comme le pôle positif de l'aimant, la main droite acidule la substance soumise à son action ; comme le pôle négatif, la main gauche l'alcalise.

En raison de ces différentes analogies, et pour se reconnaître plus facilement dans la pratique, je désigne les parties positives du corps par le signe +, les parties négatives par le signe —. Les signes les plus gros indiquent la polarité d'ensemble ; les petits, la polarité secondaire.

Les pôles de l'aimant dirigés sur les pôles de même nom du corps humain (application isonome) augmentent l'activité organique et excitent les fonctions ; les pôles de l'aimant dirigés sur les pôles de noms contraires du corps humain (application hétéronome) diminuent l'activité, calment les douleurs et produisent le bien-être.

Ces effets se produisent plus ou moins rapidement, selon la sensitivité des malades. Chez les sensitifs, l'application isonome produit une excitation considérable dont la conséquence est le sommeil magnétique avec ses diverses phases ; l'application hétéronome détermine le réveil.

Ces différents effets cessent sous l'action d'une application inverse.

La polarité du corps humain est inverse chez les gauchers.

UNIVERSITÉ LIBRE DES HAUTES ÉTUDES

Faculté des Sciences Magnétiques

(École pratique de Massage et de Massage, sous le Patronage de la Société Magnétique de France

Enseignement supérieur libre, reconnu par Décret du 24 Mars 1897.

V. — MÉDECINE MAGNÉTIQUE

L'aimant, même sans être vitalisé, c'est-à-dire comme on l'a employé jusqu'à présent, exerce sur l'organisme une action salutaire. Vitalisé, il devient l'un des plus puissants agents curatifs que la nature ait mis à notre disposition. Il réunit tous les avantages de la médecine classique sans présenter aucun de ses inconvénients et de ses dangers. Mais, malgré sa vertu curative, il n'est pas toujours suffisant pour guérir une maladie rebelle et surtout pour amener la guérison aussi rapidement que le malade peut l'espérer.

Andry et Thouret, dans leur second rapport à la *Société royale de médecine*, le 1er avril 1783, sur *les Aimants artificiels de M. le Noble*, posent les questions suivantes :

« Ne peut-on pas, en employant soit la pierre d'aimant, soit la limaille d'acier aimantée pulvérisé, le donner à l'intérieur ?

« Ne peut-on pas, en le laissant infuser, aimanter l'eau comme on parvient à préparer par un moyen semblable ce qu'on appelle *de l'eau ferrée* ?

« Ne pourrait-on pas, avec plus de succès encore, employer la limaille aimantée, ou la poudre de pierre d'aimant, en l'incorporant dans des emplâtres, et se procurer ainsi l'avantage de faire des applications magnétiques d'une action plus douce, plus légère en même temps, et sur des surfaces plus étendues ».

Connaissant les lois qui régissent la communication de la *force physiologique de l'Aimant,* aux différents corps de la nature, j'ai cherché à résoudre ces questions, en mettant à la disposition des malades un barreau magnétique vitalisateur, qui leur permet de magnétiser chaque jour les substances qui leur sont nécessaires.

Tous les magnétiseurs ont employé l'eau magnétisée avec succès. Soumise à l'action du magnétisme humain, elle est meilleure que celle qui est magnétisée par l'aimant ; néanmoins, celui-ci possède une valeur curative qui n'est pas sans importance. En relatant une expérience faite pour constater cette valeur, voici ce que j'ai dit dans ma *Physique magnétique,* t. 1, p. 221 :

« — Il y a quelques années, à la clinique de *l'École pratique de Magnétisme,* fréquentée le jeudi et le dimanche par un nombre de malades variant de 20 à 35, à chaque séance, je proposai à ceux-ci de leur donner de l'eau magnétisée sous l'action de l'aimant, afin de hâter leur guérison. Je ne leur vantai pas du tout les propriétés de cette eau, me contentant de dire que j'en avais souvent observé de bons effets sur les malades. Presque tous acceptèrent ma généreuse proposition ; et, contre la promesse de me rendre compte des effets qu'ils pouvaient observer, j'en remis une bouteille à chacun d'eux.

« L'eau, placée dans une grande bassine dans mon cabinet de travail, était soumise pendant une nuit entière à l'action d'un aimant en fer à cheval portant de 100 à 110 kilos. Pendant la séance, je faisais remplir les bouteilles apportées par les malades; elles leur étaient remises ensuite pour employer le contenu chez eux. Les uns, affectés de plaies, de maux d'yeux ou de maladies de la peau, l'employaient en lotions, en lavages et en compresses; ceux qui souffraient de maladies organiques la prenaient à l'intérieur, soit pure, soit mélangée au vin des repas; d'autres enfin l'utilisaient en gargarismes, en lavements, en injections.

« Dès les premiers jours, les effets les plus salutaires furent observés par presque tous les malades. Dans les maladies internes, la digestion se faisait mieux, l'appétit se régularisait, les malaises cessaient, les douleurs diminuaient et des effets laxatifs étaient souvent observés, en dehors de toute cause extérieure apparente chez ceux qui étaient constipés. Dans les maux extérieurs, les plaies se cicatrisaient mieux, les maux d'yeux é aient sensiblement améliorés; et tous les malades reconnaissaient avoir là l'un des précieux *médicaments* qu'ils n'avaient jamais employé. Aussi, chacun d'eux ne manquait pas d'apporter une bouteille à chaque séance, et parfois de venir en redemander entre deux séances. Plusieurs, se contentant même de l'usage de l'eau qu'ils envoyaient chercher, cessèrent de venir aux séances pour être magnétisés.

« Cette première partie de l'expérience dura deux mois. J'écoutais attentivement les observations des uns et des autres sans partager leur enthousiasme, car je pensais que leur imagination devait jouer, sinon, le principal rôle, du moins concourir dans une large mesure à augmenter les effets réels devant naturellement se produire sous l'action du liquide magnétisé. Il n'était pas difficile de faire la part des deux actions ; pour cela, voici ce que je fis pour constituer la seconde partie de l'expérience.

« — Un beau matin, sans rien dire, je remis la même eau à chaque malade, mais sans être magnétisée. Si l'imagination jouait un rôle dans la production des phénomènes observés, ceux-ci devaient continuer à se produire d'une façon presque analogue ; car, ne se doutant pas que je faisais une expérience, la confiance restait la même envers moi. Il n'en fut pas ainsi. A la séance suivante, et sans que je leur demandasse rien, pour éviter tout soupçon, les deux tiers au moins des malades me dirent qu'ils n'avaient pas trouvé dans l'eau la saveur particulière qu'elle présentait d'habitude, et que les effets avaient été nuls ou insignifiants. Chez quelques-uns, dont l'imagination pouvait concourir à l'efficacité du remède — un quart environ — les résultats avaient été plus ou moins bons ; mais tous étaient absolument certains que si l'eau de la dernière séance était magnétisée, elle l'était moins que celle des séances précédentes.

« Je leur affirmai qu'elle devait l'être dans les mêmes conditions ; et que si les effets paraissaient moins importants, cela ne devait tenir qu'à leurs dispositions. Admettant ce raisonnement, ils consentirent sans peine à se charger encore d'une autre bouteille qui n'était pas plus magnétisée que la précédente. Ce qui pouvait rester du rôle de l'imagination disparut complètement, et tous les malades furent absolument d'accord pour affirmer qu'elle ne leur avait rien fait du tout. Je les engageai à continuer encore, en leur donnant les arguments les plus suggestifs; mais quelques-uns seulement consentirent à continuer cet essai, qui leur avait pourtant, pendant deux mois, donné les meilleurs résultats.

« A la cinquième séance, satisfait de ce résultat, je me proposais de continuer l'expérience, en fournissant aux malades de nouveaux arguments pour les engager à prendre de l'eau qui, cette fois, était plus magnétisé qu'elle ne l'avait jamais été, car je l'avais laissée 24 heures sous l'action de l'aimant. Tous mes arguments ne servirent à rien: et aucun malade ne voulut emporter cette eau qui, disaient-ils, *ne leur faisait plus rien.*

« J'étais déçu, car j'aurais beaucoup désiré continuer cette expérience si bien commencée: mais quoique suffisamment concluante, elle resta inachevée.... »

Cette médecine comprend donc aujourd'hui :

1° *L'application à l'extérieur des Aimants vitalisés;*

2° *L'application à l'intérieur et à l'extérieur d'aliments, boissons et substances vitalisés;*

En acier magnétique de Scheffield, préparés par des procédés perfectionnés, mes aimants ont une force magnétique bien supérieure à celle que l'on obtient par les procédés ordinaires. La vitalisation, qui transforme la force physiologique en *force vitale*, en fait des aimants qui, pour la guérison des maladies, possèdent des propriétés qui ne peuvent pas être comparées avec celles des aimants de commerce.

1° Lames magnétiques

Au nombre de quatre, ces lames, plus ou moins

cintrées, ont 28 millimètres de largeur sur 3 millimètres d'épaisseur. Une attache élastique fixée
sur un bouton métallique permet de les maintenir
sur les parties malades. Avec leurs attaches et

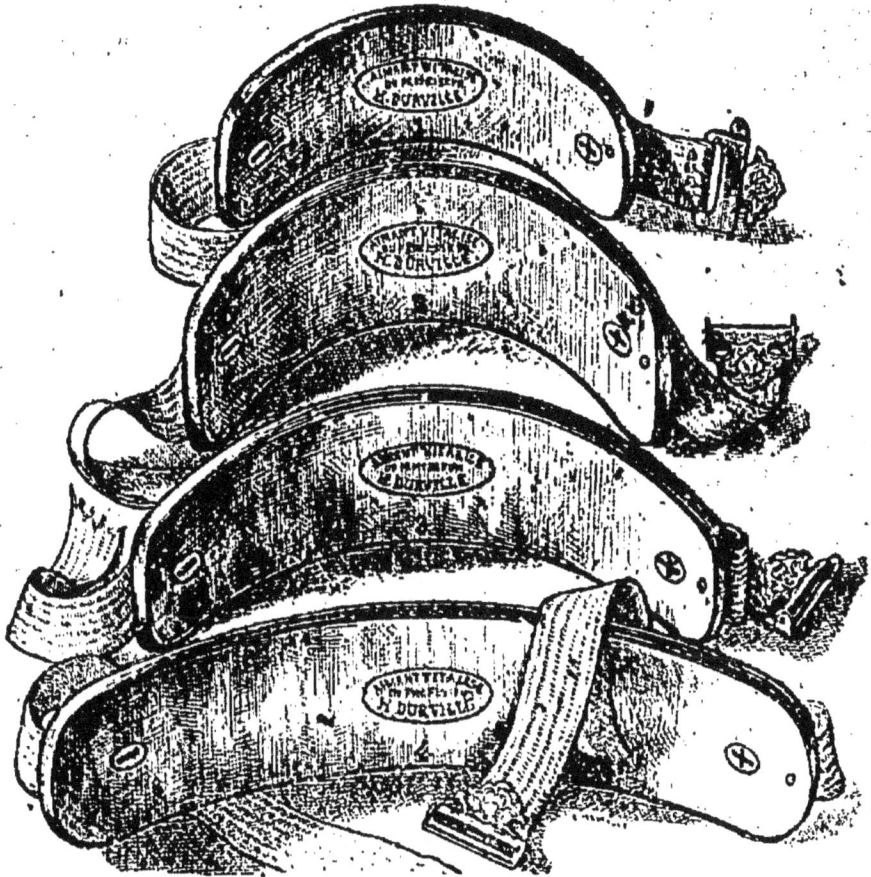

FIG. 5. — LAMES MAGNÉTIQUES

garnitures, elles pèsent de 50 à 100 grammes, suivant la longueur.

Le n° 1, long de 9 centimètres, est disposé pour
ce poignet, le bas des jambes et les testicules.

Le n° 2, long de 11 centimètres, s'applique au
bras, au bas de la jambe et au genou.

Le n° 3, long de 15 centimètres, est destiné à la tête et aux cuisses.

Le n° 4, de même longueur, mais moins courbé que le précédent, s'applique sur toutes les parties du tronc : poumons, cœur, foie, rate, estomac, intestins, reins, vessie, matrice et ovaires.

2° Plastrons magnétiques

Dans beaucoup de maladies anciennes et rebelles, une seule lame n'est pas suffisante. Afin

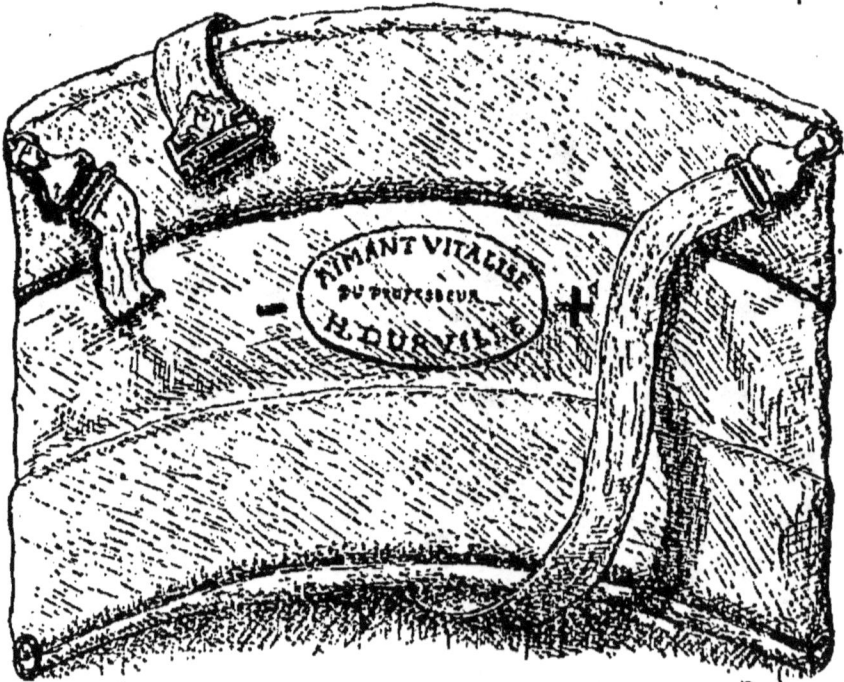

FIG. 6. — PLASTRON MAGNÉTIQUE A DEUX LAMES

d'obtenir une plus grande somme d'action, plusieurs lames sont réunies en des appareils désignés sous le nom de *plastrons* ou lames composées.

Les plastrons sont formés de 2, 3 ou 4 lames. Espacées de 2 à 3 centimètres l'une de l'autre, les pôles de même nom du même côté, ces lames sont maintenues dans un tissu solidement piqué. Le pôle positif est marqué du signe +; le négatif du signe —, et chaque angle est muni d'un anneau dans lequel on fixe l'agrafe d'une attache spéciale. Cette disposition permet de placer l'appareil soit en position isonome pour exciter, soit en position hétéronome pour calmer.

3° Lames spéciales

Les lames simples et composées (plastrons) suffisent au traitement du plus grand nombre des maladies, mais pour certains cas compliqués et même pour certaines parties du corps, il est nécessaire d'employer des lames dites *spéciales*. dont la forme varie selon l'effet que l'on veut obtenir. Les applications se font souvent sur les centres nerveux du cerveau et de la moelle épinière, sur les plexus, sur le trajet des nerfs ou sur les muscles, dans la direction des courants de la polarité.

4° Sensitivomètre

Le *sensitivomètre* est un Aimant ayant la forme d'un gros bracelet. Il permet de reconnaître approximativement la sensitivité de chaque individu.

La fig. 7 le représente au repos, muni de son armature; dans la fig. 8, on le voit sans armature.

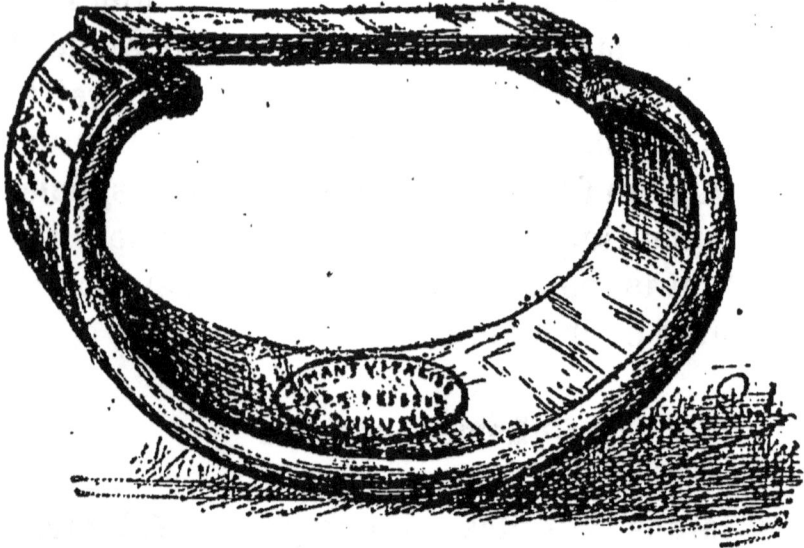

FIG. 7. — SENSITIVOMÈTRE AVEC SON ARMATURE

Les deux pôles qui se font face laissent une

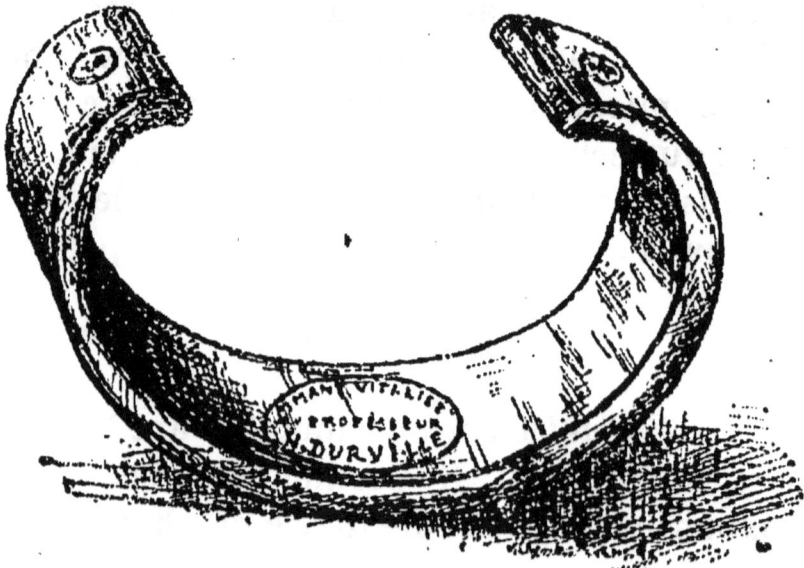

FIG. 8. — SENSITIVOMÈTRE SANS ARMATURE

ouverture d'environ 4 centimètres, par lequel on le met au poignet, comme l'indique la fig. 9.

Le pôle positif ou austral est marqué du signe + ; le négatif ou boréal, du signe —.

Pour s'en servir, retirer doucement l'armature, appliquer l'ouverture sur la ligne du pouce à la partie la moins large du poignet ; et pendant que l'un des pôles repose sur la face palmaire du poignet, on contourne la face dorsale avec l'autre

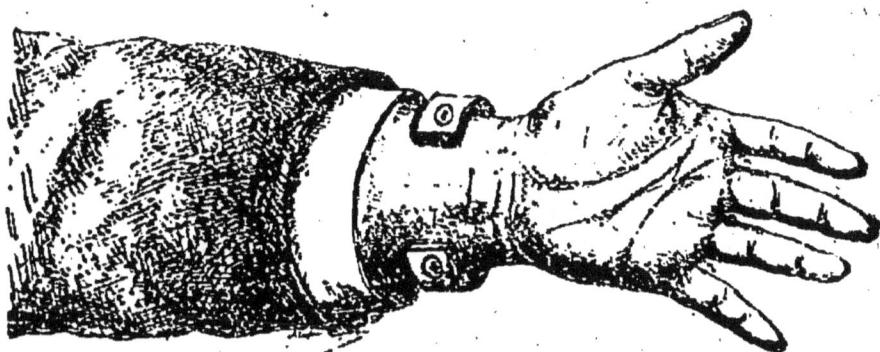

FIG. 9. -- SENSITIVOMÈTRE APPLIQUÉ AU POIGNET

pour le mettre en place. Si le poignet est trop gros pour entrer dans l'appareil, on place celui-ci sur la table dans la position de la fig. 9 et l'on applique le poignet sur l'ouverture.

Sur 100 personnes prises au hasard et soumises à l'expérience du sensitivomètre, 60 à 70 éprouvent des effets appréciables.

De ce nombre, 2 à 3 personnes (également prises au hasard) éprouvent des effets très appréciables en l'espace de 1 à 3 minutes. L'application isonome, c'est-à-dire le pôle + sur le côté du petit doigt ; le -- sur celui du pouce, produit un picotement au bout des doigts, de la chaleur dans la paume de la main et à l'avant-bras. Les nerfs excités, irrités, donnent lieu à des mouvements involontaires. On observe d'abord presque toujours de l'hyperesthésie, une augmentation de l'activité organique accompagnée d'un certain malaise avec chaleur à la tête ; contractions dans les muscles du bras, puis contracture et souvent anesthésie. L'application hétéronome, c'est-à-dire le pôle + sur le côté du pouce ; — sur celui du petit doigt, détermine des effets opposés, mais avec plus de lenteur. C'est une sorte de fourmillement au bout des doigts, une fraîcheur agréable dans la main, qui se fait sentir jusqu'à la tête, le bras s'engourdit, l'activité diminue ; et si ces symptômes s'exagèrent, c'est l'anesthésie et même la paralysie.

Les personnes qui éprouvent tous ces effets sont de très bons sensitifs. On peut les endormir avec la plus grande facilité, soit par l'action de l'aimant appliqué en position isonome, soit par le magnétisme humain. Elles présentent presque toutes les quatre états classiques du sommeil provoqué : *état suggestif, cataleptique, somnambulique, léthargique.*

8 à 10 personnes éprouvent une grande partie des effets précédents en l'espace de 4 à 5 minutes. Ce sont encore les bons sensitifs qui peuvent être endormis en quelques séances.

20 à 25 éprouvent quelques effets, généralement peu intenses, en 10 ou 15 minutes. Elles
sont peu susceptibles d'être endormies complètement.

25 à 3) des personnes qui n'éprouvent rien
d'appréciable pendant une application de 20 à 25
minutes, peuvent encore percevoir quelque action
par une application prolongée pendant une ou
plusieurs heures ; mais il est toujours impossible
d'obtenir le moindre indice du sommeil.

Il résulte de ce qui précède que, dans un temps
qui peut varier de quelques minutes à plusieurs
heures, environ 65 personnes sur 100, c'est-à-dire
plus des 2[3 sont influencées d'une façon plus ou
moins appréciable ; et ce chiffre serait certainement de beaucoup dépassé si on employait pendant le même temps, un aimant plus fort.

Jusqu'à présent, le sensitivomètre n'est considéré que sous son aspect révélateur, c'est-à-dire
pouvant nous montrer, sans aucune fatigue de
notre part, si telle ou telle personne peut être
plongée dans le sommeil magnétique ; et dans
tous les cas, nous indiquer son degré de sensitivité. C'est certainement là son côté pratique et
celui qui, par sa disposition même, doit recevoir
le plus grand nombre d'applications.

Mais son emploi ne se borne pas exclusivement au rôle d'indicateur : il peut aussi rendre
des services à la thérapeutique, surtout en ce qui

concerne les affections rebelles des poignets et des avant-bras.

5° Bracelet magnétique.

Le sensitivomètre est trop lourd pour être d'un emploi facile en thérapeutique. C'est pour obvier à cet inconvénient que j'ai fait le *bracelet magnétique*, véritable bijou très apprécié des dames et des demoiselles, qui ont là une élégante parure, doublée d'un puissant moyen de guérison.

Sa forme est identique à celle du sensitivomètre ; mais il est moins large, moins épais, et par conséquent, beaucoup moins lourd. On le fait de plusieurs grandeurs : sans numéro pour les enfants ; avec les numéros 1, 2 et 3 pour les grandes personnes.

On l'emploie avec succès contre tous les malaises : crampe des écrivains et des pianistes, douleurs dans les mains et les bras ; palpitations et battements de cœur, névralgie et migraine légères, maux de tête ou d'estomac, etc. On peut calmer ou exciter comme avec le sensitivomètre, selon qu'on le place au poignet en position hétéronome ou isonome.

6° Barreau magnétique

Le *barreau magnétique* a 25 centimètres de longueur. Un fil métallique flexible se fixe à chaque pôle au moyen d'un ressort spécial, fig. 10. L'extrémité libre des fils se termine par une aiguille d'argent que l'on introduit dans la substance à vitaliser. Le poids du barreau avec ses accessoires est d'environ 450 grammes.

Il peut servir utilement dans le plus grand nombre des cas où les lames et les plastrons sont employés; mais il est surtout indispensable pour vitaliser les boissons et les aliments, ainsi que les substances destinées à l'usage externe (gargarismes, lavements, injections, lotions, etc.).

On peut vitaliser les liquides, les corps gras, les fruits, le pain, la viande et tous les aliments,

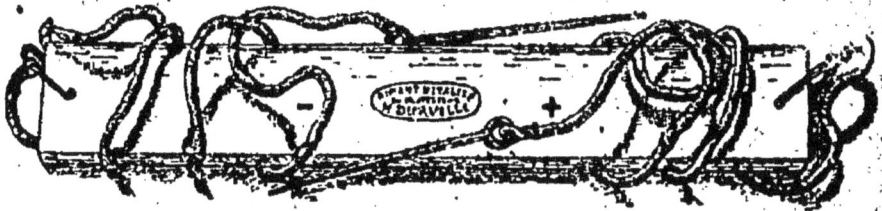

FIG. 10. — BARREAU MAGNÉTIQUE

sans en excepter les médicaments. Comme il est dit au chapitre III, la substance où plonge le fil qui termine le pôle + du barreau devient acidulée, fraîche, agréable au goût des sensitifs celle qui reçoit l'action du pôle — devient au contraire alcaline, tiède, fade. L'action de la première est généralement excitante, surtout quand elle est prise à l'intérieur; celle de la seconde est calmante. Quand les fils des deux pôles du barreau plongent dans une même substance, leur action ne se neutralise pas et celle-ci acquiert une saveur spéciale et une propriété stimulante qui convient dans le plus grand nombre des cas, aussi bien pour l'usage interne que pour l'usage externe.

La substance soumise à l'action du pôle + est vitalisée *positivement*; à l'action du pôle —. *négativement*. Pour désigner celle qui est soumise à l'action des deux pôles, je dis qu'elle est vitalisée d'une *façon mixte*.

L'action vitalisante s'exerce dans toutes les positions, mais cette action devient plus énergique quand le barreau est placé horizontalement dans la direction de l'est à l'ouest. Librement suspendu il prend à peu près la direction du nord au sud et le courant magnétique de la terre entretient son action, tandis que de l'est à l'ouest, *contrarié* par ce courant, il se décharge par l'action lente mais constante d'un véritable courant de force vitale qui s'établit à chaque pôle.

Pour vitaliser un litre d'eau ou autre substance, il faut un temps d'autant plus court que le barreau est mieux vitalisé. Nouvellement vitalisé, pendant la première semaine, 10 à 12 minutes suffisent. Quand on a soin du barreau, au bout de 2 mois, il vitalise encore suffisamment un litre d'eau en une demi-heure. Mais peu à peu, malgré les précautions prises, la force vitale disparaît et l'appareil redevient un aimant ordinaire, ayant perdu la plus grande partie de son action curative.

On se rend compte que l'action vitalisante du barreau est épuisée à la substance qui n'a plus à saveur caractéristique et aux effets habituels qui diminuent progressivement. Le *vase* qui contenait la force vitale est *vide*.

La chaleur détruit en partie la vitalisation. Il ne faut donc pas faire chauffer jusqu'à l'ébullition les substances vitalisées, qui donnent le maximum d'effet à la température ambiante.

7° Porte-plume magnétique

Le *porte-plume magnétique* est un porte-plume en cuivre nickelé qui contient une tige magnétique vitalisée, disposée de telle façon que le pôle — se trouve vers l'extrémité des doigts, et le point neutre sur l'espace qui sépare le pouce de l'index, là où l'on appuie tout porte-plume.

Par son action calmante sur l'extrémité des doigts, et de proche en proche sur la main et l'avant-bras, il guérit la crampe des écrivains d'autant plus rapidement que l'on est plus sensitif. C'est là son seul usage : et c'est bien suffisant puisque les 9[10 des écrivains se débarrassent ainsi d'une affection qu'aucun traitement classique n'a encore pu améliorer.

Tous mes aimants sont polis et nickelés, sauf les plastrons qui sont recouverts d'un tissu. Le pôle positif est marqué du signe + ; le négatif du signe — ; et pour mettre les malades en garde contre les contrefaçons, chaque pièce porte la marque ci-contre se lisant du signe — au signe +.

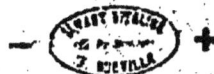

Comme je l'ai dit plus haut, la force vitale disparaît assez rapidement sous l'influence de plusieurs causes. Il est nécessaire, pour la conserver plus longtemps, quand on ne se sert pas de l'appareil, de le suspendre au moyen d'un fil non tordu pour lui permettre de s'orienter. On peut encore l'envelopper dans du papier et le placer sur un meuble, dans la direction du méridien, le pôle + vers le nord, le pôle — vers le sud. Ce n'est un inconvénient que pour les maladies rebelles, car les autres sont presque toujours guéries avant que l'aimant ait perdu toute sa force vitalisante.

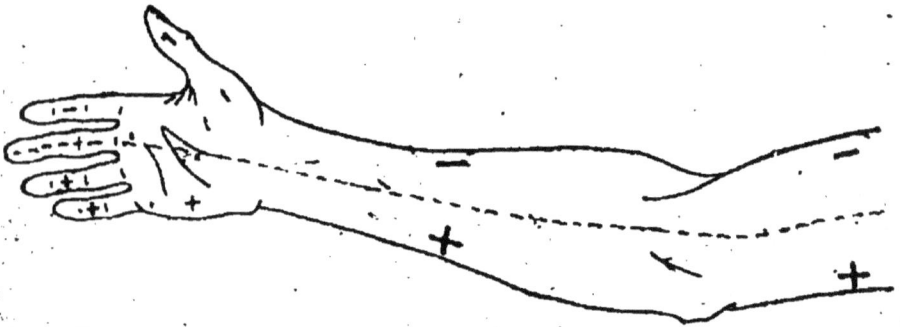

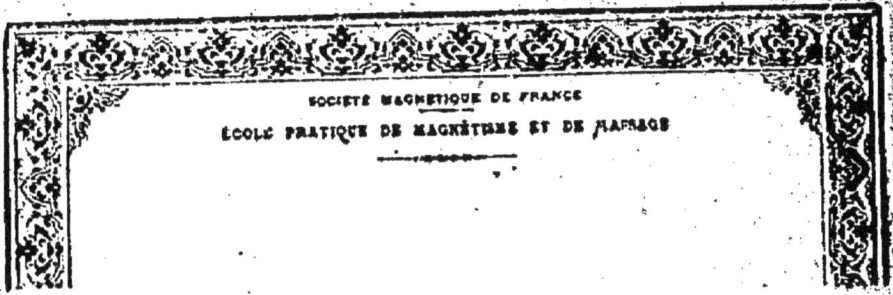

VI.-- ORIGINE DES MALADIES.

Toutes les fonctions de l'économie animale sont sous la dépendance de deux forces qui exercent leur action en sens opposé : d'une part, une force positive, plastique, organisatrice et conservatrice de la vie; d'autre part, une force négative, désorganisatrice et destructive. Quand elles agissent également sur toutes les parties de l'organisme, l'équilibre est parfait et nous jouissons de la *santé*. Mais si la force qui conserve augmente quand celle qui détruit diminue, les fonctions organiques s'accomplissent avec trop d'activité; si, au contraire, celle qui détruit augmente quand l'autre diminue ou reste stationnaire, la même activité diminue ; et dans les deux cas, l'équilibre se rompt ; c'est la *maladie*.

Quand un organe devient malade, c'est donc qu'il possède trop d'énergie, de vitalité, d'excitation et qu'il accomplit ses fonctions avec trop d'activité ; ou qu'il manque d'énergie, de vitalité, d'excitation.

Il est évident qu'entre ces deux cas, il n'y a pas

de milieu, et que toutes les maladies peuvent être classées en deux catégories :

1º — *Affections inflammatoires* ou *d'excitation* caractérisées par une énergie trop grande et par l'exagération des fonctions organiques ;

2º — *Affections atoniques* ou *paralytiques*, caractérisées par la diminution ou l'abolition des fonctions organiques.

Citons pour exemple les affections les plus communes de l'estomac.

Quand cet organe est trop excité, les contractions se font plus rapidement ; le suc gastrique et le mucus stomacal sont plus abondants que de coutume, et cette abondance donne lieu à des *glaires*, des *pituites*, des *vomissements*. Ce sont alors des *maux d'estomac*, les *tiraillements*, les *crampes*, la *fringale* ; puis la *gastralgie*, la *gastrite*, l'*ulcération*. Quand au contraire l'activité est trop diminuée, le suc gastrique ne contient plus tous les éléments nécessaires à la digestion, et les contractions de l'organe se ralentissent. Les aliments séjournent dans l'estomac, s'y décomposent et produisent des *gaz* qui donnent lieu à des *étouffements*, des *éructations*, des *nausées*, des *renvois*. En éprouvant de la *gêne*, de la *pesanteur*, on *manque d'appétit* et le *ballonnement*, la *dyspepsie*, l'*embarras gastrique* surviennent.

Il est évident que si on calme, dans le premier

cas pour diminuer cette activité anormale, et que si l'on excite dans le second pour l'augmenter, on rétablit l'équilibre qui constitue la santé.

Dans un grand nombre de cas, un organe fonctionne avec une activité désordonnée, tandis qu'au contraire les fonctions d'un organe voisin sont diminuées ou abolies. Quand il y a altération ou destruction partielle d'un organe, comme dans les dégénérescences, les indurations, la phtisie, et dans quelques affections nerveuses assez indéfinissables, telles que l'épilepsie, l'hystérie, la chorée, on observe quelquefois de la *perversion*, c'est-à-dire que la même fonction, dans des temps plus ou moins rapprochés, présente tantôt une augmentation, tantôt une diminution de l'activité normale. Ces particularités confirment ma théorie et prouvent la très grande supériorité du magnétisme sur tous les autres modes de traitement, car il est mathématiquement impossible qu'à un moment donné les fonctions d'un même organe soient à la fois augmentées et diminuées. Si un organe fonctionne trop activement quand les fonctions d'un organe voisin sont diminuées, on calme le premier et l'on excite le second. Dans la perversion, on calme à l'instant où l'activité est trop grande, pour exciter quand elle n'est pas suffisante.

Pour le traitement de certaines affections, s'il y a quelque difficulté pour ceux qui n'ont aucune notion de l'art médical et qui veulent se traiter

sans l'avis du médecin, c'est de se rendre compte
si réellement il y a excitation ou atonie de telle
ou telle fonction. Dans ce cas, il suffit d'essayer.
Si l'application calmante ne donne pas les résultats que l'on attend, il faut exciter et réciproquement. Le magnétisme est avant tout un modéra-
teur, un régénérateur des fonctions. C'est une
force équilibrante, analogue au principe qui
entretient en nous la vie et la santé, et qui ne
présente aucun des dangers de la médecine phar-
maceutique. On peut calmer là où il faudrait
exciter, et réciproquement, sans que le malade
éprouve d'autres effets qu'une gêne momentanée,
disparaissant sssez rapidement sous l'action
d'une application opposée. D'ailleurs, la douleur
disparaît presque aussi rapidement, en excitant
qu'en calmant, à cause de l'anesthésie qui suc-
cède plus ou moins rapidement à l'hyperesthésie.
C'est ce qui explique les résultats des praticiens
qui, n'ayant aucune notion de la polarité, font
au hasard toutes leurs applications.

Dans le plus grand nombre de cas, les maladies
nerveuses, les troubles organiques et les malaises
de toute nature sont rapidement guéris par la
médecine magnétique. Quand il y a des lésions
profondes, comme dans les cancers, les tumeurs,
les anévrismes, les indurations, les dégénérescences, les ankyloses, les hémiplégies, l'ataxie
locomotrice, le ramollissement du cerveau et de
la moelle épinière, il ne faut pas toujours compter

sur une guérison par ce moyen; mais on peut avoir la certitude d'obtenir de l'amélioration.

Les malades qui n'obtiennent qu'une amélioration par l'application des aimants vitalisés, ne doivent pas encore désespérer. Beaucoup d'entre eux sont encore relativement faciles à guérir par le magnétisme humain, ou par le massage magnétique, qui sont considérablement plus vivifiants, plus puissants que le magnétisme de l'aimant. En suivant les *Conseils pratiques* que je publie dans le *Journal du Magnétisme*, sur le traitement de chaque maladie, ils pourront encore trouver la guérison.

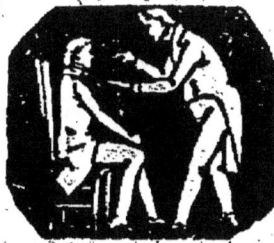

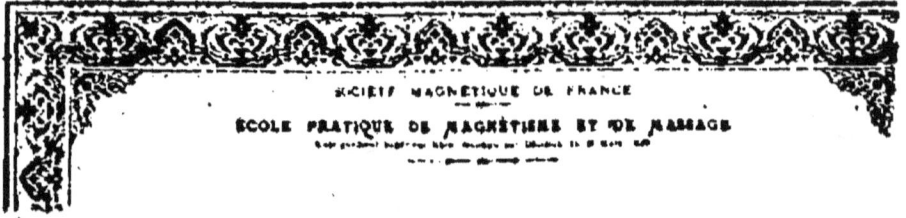

VII. — APPLICATION THÉRAPEUTIQUE

On pense généralement que le magnétisme n'a d'efficacité réelle que dans les affections nerveuses. C'est une erreur. — Contrairement à l'hypnotisme, et indépendamment de tout acte suggestif, le magnétisme est un agent vital, curatif par excellence, qui vient puissamment en aide aux forces médicatrices de la nature, et son efficacité est souvent plus grande dans les maladies organiques que les affections des nerfs.

On sait que l'application isonome *excite* et que l'application hétéronome *calme*.

Je ne saurais trop le répéter pour le faire bien comprendre. — Pour calmer, il faut appliquer le pôle positif (+) de l'aimant sur le côté gauche du corps ou sur le côté interne (côté du pouce) des bras et des jambes, qui sont négatifs ; et réciproquement, le pôle négatif (—) de l'aimant sur le côté droit du corps ou sur le côté externe (côté du petit doigt) des bras et des jambes, qui sont positifs : c'est l'*application hétéronome*. Pour exciter on place l'aimant en sens contraire, c'est-à-dire le pôle + sur le côté droit du corps ou sur le côté externe des bras et des jambes; le pôle — sur le côté gauche ou sur le côté interne des bras et des jambes : c'est l'*application isonome*.

La durée des applications doit être proportionnée à la gravité ou à l'ancienneté du mal et à la sensitivité des malades. En règle générale, dans les maladies graves, surtout quand il y a douleur vive, il faut porter les aimants jusqu'à la disparition des symptômes inquiétants; les porter ensuite soit le jour, soit la nuit, et diminuer progressivement la durée et la fréquence des applications, pour cesser complètement, quand les symptômes ont entièrement disparu.

La sensitivité n'étant pas la même chez tous les individus, il m'est impossible de donner exactement toutes les indications nécessaires à chaque malade. Ce n'est d'ailleurs pas indispensable, car au bout de quelques jours, par les effets obtenus, celui-ci dirige parfaitement le traitement, surtout en ce qui concerne la durée et la fréquence des applications.

L'aimant agit à distance; on peut l'appliquer à nu sur la peau, ou par-dessus les vêtements.

Ce qui précède étant bien compris, passons, le plus rapidement possible, au traitement des maladies les plus fréquentes qui peuvent être guéries ou soulagées par les aimants. Je divise ces maladies en deux catégories :

1º *Affections inflammatoires* ou d'*excitation*.

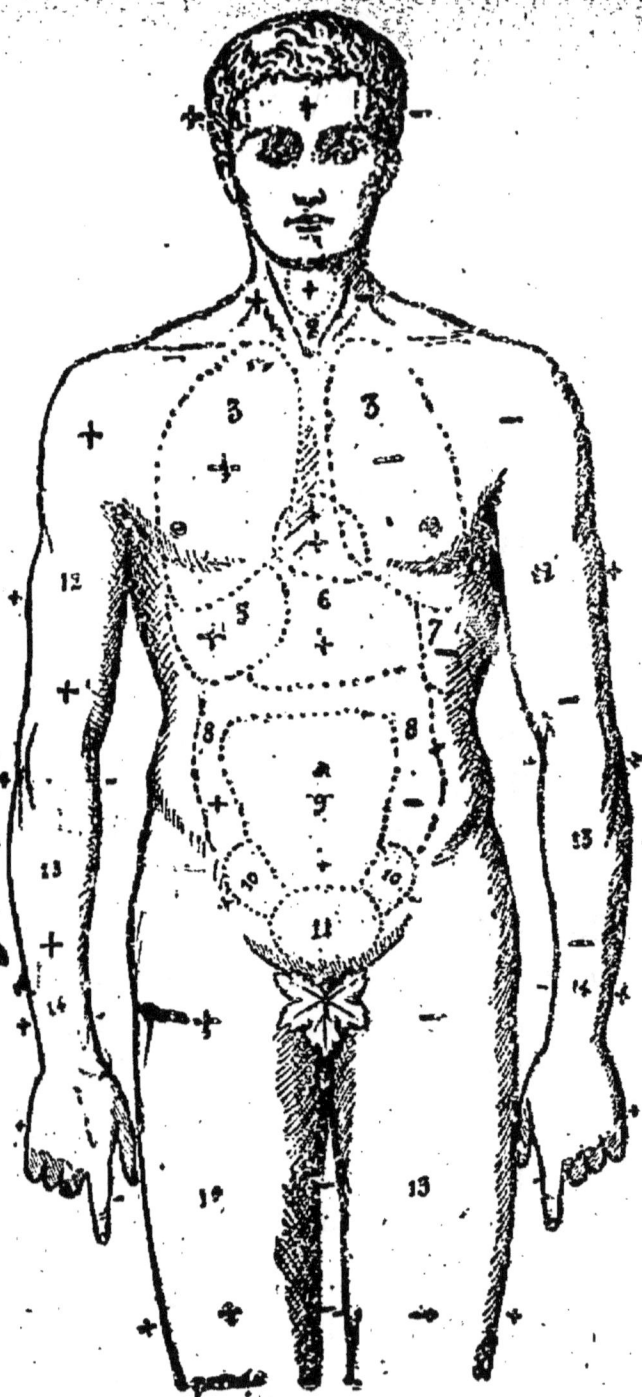

FIG. 12. — FACE ANTÉRIEURE DU CORPS

1. Tempes. — 2. Gorge et Larynx — 3. Poumons. — 4. Cœur.
5. Foie. — 6. Estomac. — 7. Rate. — 8 et 9. Intestins. — 10.
Ovaires. — 11. Vessie et Utérus. — 12. Bras. — 13. Avan-
bras. — 14. Poignets. — 15. Cuisses.

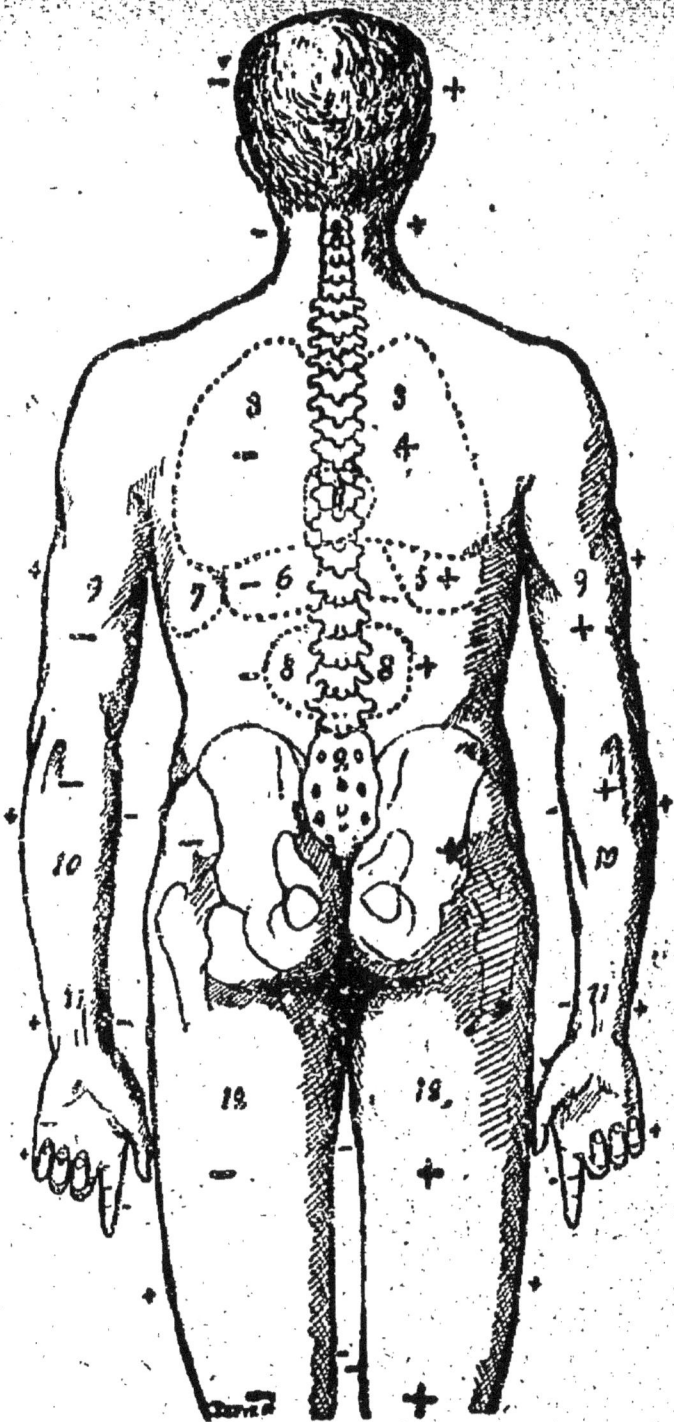

FIG. 13. — FACE POSTÉRIEURE DU CORPS

1. Nuque. — 2. Colonne vertébrale. — 3. Poumons. — 4. Cœur. — 5. Foie. — 6. Estomac. — 7. Rate. — 8. Reins. — 9. — Bras. 10. — Avant-bras. — 11. Poignets. — Cuisses

2º *Affections atoniques* ou *paralytiques* ; en les classant selon les régions du corps et les organes qu'elles affectent.

Les figures 12 et 13 indiquent les principales régions où les applications doivent être faites.

Cerveau

Affections inflammatoires. — Céphalalgie (mal de tête), étourdissement, vertige, insommie, névralgie, migraine, congestion cérébrale, apoplexie, encéphalite, méningite, exaltation, agitation, délire, délirium trémens, fureur, folie, actes insensés.

Applications hétéronomes. Pôle + sur le côté gauche pôle — sur le côté droit). En principe, pour les cas ordinaires, appliquer une lame nº 3 sur le front, et pour es cas plus compliqués, en appliquer en même temps une à la nuque et une autre à la gorge.

Dans les affections périodiques telles que la mi g aine, les névralgies, on fera les applications dès l'apparition des symptômes précurseurs du mal, et la veille ou l'avant-veille, si les accès se déclarent à jour fixe ou à des jours que l'on peut prévoir. Pour la migraine, le cauchemar ou tous les cas où la digestion se fait mal, porter sur l'estomac un plastron à 2, 3 ou 4 lames, suivant la gravité du mal. Il est souvent nécessaire d'exciter l'estomac en calmant le cerveau. Dans les cas de peu de gravité, tant pour préserver que pour guérir, on fait les applications pendant la nuit seulement. Un bracelet porté durant le jour les guérit souvent complètement.

Dans les affections aiguës qui mettent la vie en danger, comme la méningite, les convulsions, les applications doivent être constantes, jusqu'à la disparition des symptômes inquiétants. A partir de ce moment, faire des applications intermittentes, d'autant plus courtes qu'on approche davantage de la guérison.

Dans ces différents cas, et surtout quand la digestion est lente, que l'appétit est paresseux, faire usage de boissons et aliments magnétisés positivement ou d'une façon mixte, pour stimuler les fonctions de l'estomac. Appliquer en même temps des compresses sur le front et sur le sommet de la tête, ou faire des lotions et des lavages fréquents avec de l'eau magnétisée négativement et d'une façon mixte.

Affections atoniques. — Anémie cérébrale hébétude, idiotie, démence hypocondrie, apathie, indifférence, stupeur, paralysie générale, tremblement, ramollissement du cerveau.

Applications isonomes. (Pôle + sur le côté droit, pôle — sur le gauche). Exciter le cerveau et l'estomac avec les mêmes pièces que dans les cas précédents.

Aliments et boissons magnétisés positivement. Compresses sur la tête, lotions, lavages et frictions avec eau magnétisée positivement ou d'une façon mixte.

Oreilles

Affections inflammatoires. — Maux d'oreilles (otite, otalgie), écoulement (otorrhée), catarrhe de l'oreille.

Applications hétéronomes. Lame n° 3 appliquée soit au front, sur le sommet de la tête, ou bien encore l'un des pôles avançant vers l'oreille affectée. Dans les cas douloureux, en appliquer un autre sous le cou, les pôles dirigés vers les oreilles.

Compresses, injections d'eau magnétisée dans les oreilles. L'eau doit être magnétisée positivement pour l'oreille gauche, négativement pour la droite.

Affections atoniques. — Bourdonnements d'oreilles, bruits, surdité.

Applications isonomes. Mêmes pièces que dans les cas précédente, sur les mêmes régions.

Injections compresses d'eau magnétisée positivement pour l'oreille droite, négativement pour l'oreille gauche

Yeux

Affections inflammatoires. — Tumeurs lacrymales, œdème des paupières (cocote), ulcères, conjonctivite, kératite, rétinite, choroïdite, iritis, ophtalmie, blépharite.

Applications hétéronomes. Lame n° 3 sur le front, Dans les cas graves, en appliquer une autre à la nuque.

Compresses sur le front et eau magnétisée d'une façon mixte; laver et baigner les yeux soit avec eau de rose ou eau de plantain magnétisée positivement pour l'œil gauche, négativement pour le droit.

Affections atoniques. — Mouches volantes, faiblesse de la vue, taies, éblouissements, glaucôme, cataracte, ambliopie, achromatopsie, amaurose.

Applications isonomes. Mêmes lames appliquées en sens inverse, sur les mêmes régions.

Compresses sur le front avec eau magnétisée d'une façon mixte; laver et baigner l'œil droit avec eau magnétisée positivement; le gauche, avec eau magnétisée négativement.

Nez et fosses nasales

Affections inflammatoires. — Epistaxis (saigne-ment de nez), corysa (rhume de cerveau).

Applications hétéronomes. Lame n° 3 sur le front et lame spéciale sur le nez,

Compresses sur le front avec eau magnétisée d'une façon mixte, aspirer cette eau par le nez. Frictionner le nez et le front avec une pommade (pommade camphrée si le camphre ne déplait pas) magnétisée de la même façon.

Affections atoniques. — Carie des cartilages du nez, sécheresse des narines, perte de l'odorat, ozène, enchifrènement.

Applications isonomes. Mêmes pièces que dans les cas précédents, appliquées sur les mêmes régions.

Compresses, frictions, aspirations avec les mêmes substance également magnétisées.

Bouche et Dents

Affections inflammatoires. — Salivation (sto-matite), muguet, gingivite, aphtes, mal de dents, fluxion dentaire, fluxion des gencives.

Applications hétéronomes. Lame n° 3, tantôt sur le front, tantôt sous le menton. Pour les maux de dents, la placer sur le siège de la douleur ou aussi près que possible.

Compresses sur le siège de la douleur, lavage de la bouche, gargarismes avec eau magnétisée négativemen ou d'une façon mixte.

Affections atoniques. — Scorbut, putridité des gencives.

Applications isonomes. Mêmes pièces, placées sur les mêmes régions

Lavages de la bouche, gargarismes avec eau magnétisée positivement ou d'une façon mixte.

Moelle épinière

Affections inflammatoires. — Méningite spinale, ataxie locomotrice, myélite aiguë.

Applications hétéronomes. Plastron à 4 lames tantôt sur les reins, tantôt sur les omoplates. Quand il y a troubles gastriques, appliquer en même temps, un plastron à 3 lames sur l'estomac. En cas d'insomnie, lame n° 3 sur le front pendant la nuit.

Aliments et boissons magnétisés négativement ou d'une façon mixte. Lotions et frictions sur la colonne vertébrale avec substances magnétisées de la même façon.

Affections atoniques. — Ramollissement de la moelle, sclérose, paralysie progressive, atrophie musculaire progressive, myélite chronique, tremblement, paralysie infantile.

Applications isonomes. Mêmes pièces que dans les cas précédents, placées sur les mêmes régions.

Aliments et boissons magnétisés positivement ou d'une façon mixte. Lotions et frictions sur la colonne vertébrale avec substances magnétisées de la même façon.

Reins

Affections inflammatoires. — Albuminurie (mal de Bright), néphrite, pyélite, névralgie des reins, colique néphrétique.

Applications hétéronomes. — Plastron à 3 ou à 4 lames sur la région des reins.

Aliments et boissons magnétisés négativement ou d'une façon mixte ; lotions et frictions sur les reins avec substances magnétisées positivement ou d'une façon mixte.

Affections atoniques. — Gravelle.

Appplications isonomes. Mêmes pièces que dans les cas précédents, placées sur les mêmes régions.

Aliments et boissons magnétisés d'une façon mixte ; lotions et frictions sur les reins avec substances magnétisées négativement ou d'une façon mixte.

Gorge, Larynx et Pharynx

Affections inflammatoires. — Goître, mal de gorge (laryngite), enrouement, rhume, angine, pharyngite, amygdalite (esquinancie), croup, phtisie laryngée.

Applications hétéronomes. Lames spéciales à la gorge et sur le haut de la poitrine.

Aliments et boissons magnétisés négativement ou d'une façon mixte ; gargarismes, frictions avec substances magnétisées de la même façon.

Affections atoniques. — Nasonnement de la voix, disphonie, nasillement, aphonie, dysphagie.

Applications isonomes. Mêmes pièces que dans les cas précédents, placées sur les mêmes régions.

Aliments et boissons magnétisés positivement ou d'une façon mixte ; frictions avec substances magnétisées de la même façon.

Cœur et aorte

Affections inflammatoires. — Battements et

4.

palpitations de cœur. néyralgie du cœur, anévrisme, hypertrophie du cœur, péricardite, endo-
carditte, angine de poitrine.

Applications hétéronomes. Lame n° 4 sur la région
du cœur, tantôt sur la face postérieure du corps, tantôt
sur la face antérieure, pour les cas de peu de gravité;
plastron à 2, 3 ou 4 lames pour les cas graves. Un bracelet suffit généralement pour les cas légers.

Boissons et aliments magnétisés. d'une façon mixte ;
rictions douces sur la région du cœur avec substances.
magné isées de la même façon.

Affections atoniques. — Atrophie du cœur, ra-
lentissement de la circulation, syncope, insuffi-
sance des valvules du cœur.

Applications isonomes. Mêmes pièces que dans les
cas précédents, appliquées sur les mêmes régions.

Boissons et aliments magnétisés positivement ou d'une
façon mixte : frictions énergiques sur la région du cœur
et sur tout le côté gauche avec substances magnétisées
négativement ou d'une façon mixte.

Poumons, bronches, foie et rate

Affections inflammatoires. Grippe, rhume de
poitrine, catarrhe pulmonaire, phtisie pulmonaire,
pneumonie (fluxion de poitrine), pleurésie, congestion pulmonaire, bronchite aiguë, coqueluche,
névralgie du foie, colique hépatique, cirrhose,
vomissement et diarrhée bilieux, hypertrophie de
la rate. — Névralgie intercostale.

Applications hétéronomes. — Dans les affections de
peu de gravité de l'un ou de l'autre de ces organes,

lame nº 4 sur la région des poumons, tantôt sur la face antérieure du corps, tantôt sur la face postérieure, à quelques centimètres au-dessous des omoplates. Dans les cas plus graves, plastron à 2, 3 ou 4 lames, sur les mêmes régions.

Dans la phtisie pulmonaire au 2ᵉ degré de son développement, quand les crachats s'accumulent dans les bronches et qu'il y a oppression, il faut combiner les applications hétéronomes avec les isonomes pour activer la circulation et se débarrasser de l'engorgement.

Il est souvent nécessaire de stimuler les fonctions de l'estomac par des boissons et aliments magnétisés d'une façon mixte; frictionner doucement la poitrine avec substances magnétisées de la même façon.

Affections atoniques. — Oppression, (étouffement, suffocation), dyspnée, emphysème, asthme, étisie, consomption, obstruction du foie, ictère (jaunisse), spleen, bronchite chronique.

Applications isonomes Mêmes pièces que dans les cas précédents, appliquées sur les mêmes régions.

Boissons et aliments magnétisés positivement ou d'une façon mixte; frictions énergiques avec substances magnétisées de la même façon.

Estomac

Affections inflammatoires. — Aigreurs, pyrosis, gaz, éructations, vomissements glaireux et bilieux, hématémèse (vomissements de sang), indigestion, crampes d'estomac, gastralgie, gastrite aiguë, fringale, boulimie, dypsomanie.

Applications hétéronomes. Dans les cas de peu de

gravité, lame nᵒ 4 sur la région de l'estomac, tantôt sur la face antérieure du corps, tantôt sur la face postérieure. Dans les cas plus graves, plastron à 2, 3, ou 4 lames. Le bracelet modifie toujours ces cas.

Aliments et boissons magnétisés négativement pour les cas graves, d'une façon mixte pour les autres.

Affections atoniques. — Pesanteur, dilatation d'estomac, manque d'appétit, embarras gastrique, cauchemar, dyspepsie, nausées, gastrite chronique.

Applications isonomes. Mêmes pièces que dans les cas précédents, sur les mêmes régions. Dans le cauchemar et l'insomnie, appliquer en même temps une lame nᵒ 3 sur la tête, pendant la nuit, pour calmer.

Aliments et boissons magnétisés positivement pour les cas graves ; d'une façon mixte, pour les autres. Frictions sur les régions de l'estomac matin et soir avec substances magnétisées de la même façon.

Intestin

Affections inflammatoires. — Coliques, crampes, spasmes, entéralgie (névralgie de l'intestin), entérite, gastro-entérite, péritonite, diarrhée, dysenterie, cholérine, carreau.

Applications hétéronomes. Dans les cas de peu de gravité, lame nᵒ 4 sur la région de l'intestin. Dans les cas graves, plastron à 2, 3 ou 4 lames sur les régions de l'estomac, des intestins et des reins.

Aliments et boissons magnétisés négativement ou d'une façon mixte ; frictions, lavements, bains de siège avec substances magnétisées d'une façon mixte.

Affections atoniques. — Constipation (échauffement), ballonnement, gaz, flatuosités.

Applications isonomes. Mêmes pièces que dans les cas précédents.

Aliments et boissons magnétisés positivement ou d'une façon mixte ; lavements, bains de siège, frictions énergiques, substances magnétisées de la même façon

Anus et Rectum

Affections inflammatoires. — Hémorroïdes, fistules, fissures.

Applications hétéronomes. Plastron à 2 ou à 3 lames sur la région des reins.

Lotions froides au périnée et sur les reins ; lavements, bains de siège avec eau magnétisée d'une façon mixte.

Affections atoniques. — Chute du rectum (exanie), évacuation involontaire des matières.

Applications isonomes. Plastron à 3 ou 4 lames sur la région des reins.

Frictions énergiques sur les reins, lotions froides sur les reins et au périnée, lavements, bains de siège avec substances magnétisées d'une façon mixte.

Utérus, Ovaires, Vessie, Urèthre, Prostate

Affections inflammatoires. — Névralgie du col de la matrice, déplacement, déviation, antéversion, rétroversion, leucorrhée (fleurs blanches), règles douloureuses (dysménorrhée), métrorrhagie, métrite, vaginite, ovarite, érosion, granulations, échauffement d'urine, névralgie du col de vessie, catarrhe vésical (cystite), hypertrophie de la prostate, urétrite.

Applications hétéronomes. Dans le cas de peu de

gravité, lame n° 4 appliquée tantôt sur la région de la vessie, tantôt sur celle des reins. Dans les cas plus graves, plastron à 2, 3 ou 4 lames, tantôt sur la région de la vessie, tantôt sur celle des reins.

Injections, matin et soir, avec substances magnétisées négativement ou d'une façon mixte.

Affections atoniques. — Suppression de règles (aménorrhée), stérilité, âge critique, incontinence, rétention d'urine, paresse et inertie de la vessie.

Applications isonomes. Mêmes pièces que dans les cas précédents.

Aliments et boissons magnétisés positivement ou d'une façon mixte; frictions énergiques sur les reins, lavements et injections avec substances magnétisées de la même f çon.

Voies spermatiques

Affections inflammatoires. — Névralgie des glandes spermatiques, priapisme, orchite, hydrocèle, hématocèle, blennorrhagie, échauffement.

Applications hétérénomes. Plastron à deux lames sur la région de la vessie; en même temps, plastron à 2 ou à 3 lames sur celle des reins, et lame n° 1 maintenue sous les testicules au moyen d'un suspensoir.

Bains locaux, lotions tièdes, injections avec substances magnétisées négativement ou d'une façon mixte.

Affections paralytiques. — Pertes séminales, impuissance.

Applications isonomes. Mêmes pièces que dans les cas précédents.

Aliments et boissons magnétisés positivement ou d'une façon mixte ; frictions énergiques sur la région des reins, lotions froides au périnée et sur les reins avec substances magnétisées de la même façon.

Articulations, os, muscles et tendons, sciatique, douleurs en général

Affections inflammatoires. — Ostéite, périostite, carie des os, mal de Pott, tumeurs blanches, coxalgie, crampes, crampe des écrivains et des pianistes, contractures, luxations, entorse, foulure, rhumatisme, goutte, arthrite, hydarthrose, hygroma, sciatique. — Douleurs en général.

Applications hétéronomes. Lames simples ou composées, que l'on appliquera sur le siège de la douleur ou aussi près que possible. Pour la crampe des écrivains et des pianistes, lame nº 1 au poignet, ou mieux encore, porter le bracelet. Dans le premier cas ne se servir que du porte-plume magnétique. Quand les pieds ou les jambes sont affectés, selon la gravité des cas, lames nº 1 au cou-de-pied, ou lames spéciales sous la plante des pieds. Dans la coxalgie et la sciatique, appliquer un plastron à 4 lames sur la région des reins, et lames spéciales sur la partie douloureuse ; pour le mal de Pott, lames spéciales sur le siège du mal.

Pour les bras et les jambes, on aura soin d'appliquer les appareils (je le répète encore) de telle façon que le pôle + soit du côté du pouce, pour les bras comme pour les jambes ; et réciproquement, le pôle — sur le côté du petit doigt (application hétéronome qui calme).

Frictions douces et prolongées, lavages avec substances magnétisées d'une façon mixte.

Affections atoniques. — Rachitisme, déviation, déformation de la taille, faiblesse des muscles, tremblement d'un membre, sécheresse, raideur, craquement des articulations, paralysie. — Froid aux pieds.

Applications isonomes. Mêmes pièces que dans les cas précédents.

Frictions énergiques, lotions, lavages avec substanses froides magnétisées d'une façon mixte.

Sang, Circulation, Nutrition
et Assimilation

Affections inflammatoires. — Chaleur dans les membres, obésité, pléthore. — Fièvres en général; diabète; engorgements, obstructions, dépôts, tumeurs, kystes, loupes, cancers.

Applications hétéronomes. Presque toutes ces affections sont très graves; on ne doit rien négliger pour es combattre. Porter presque continuellement un plastron à 4 lames, tantôt sur les reins, tantôt sur l'estomac ou sur l'intestin.

Les engorgemeuts, les obstructions, les dépôts pourront être guéris de cette façon s'ils sont peu anciens et peu volumineux ; à un degré plus avancé, il faudra combiner les applications hétéronomes avec les isonomes. Les tumeurs, les kystes, les cancers seront soulagés par des applications hétéronomes presque constantes, mais il y a peu de chance de les guérir sans avoir recours au magnétisme humain, au massage magnétique, et peut-être à la chirurgie.

Aliments et boissons magnétisés négativement ou d'une façon mixte; frictions partout, de haut en bas, avec substances magnétisées de la même façon.

Affections atoniques. — Appauvrissement du sang, pâles couleurs, anémie, chlorose, débilité, cachexie, asthénie, adynamie, maigreur.

Applications isonomes. Plastron à 2, 3 ou 4 lames, alternativement placé sur les régions des poumons, de l'estomac et de l'intestin. Dans les cas compliqués, lames spéciales à la plante des pieds. Les dames doivent porter le bracelet.

Aliments et boissons magnétisés positivement ou d'une façon mixte; frictions partout, de haut en bas, avec substances magnétisées de la même façon.

Affections de la peau. — Maux d'aventure

Affections inflammatoires. — Contusion, meurtrissure, plaie, coupure, brûlure, varice, clou, furoncle, anthrax, urticaire, herpès, acné, dartres, eczéma, prurit, prurigo, gourme, teigne, calvitie.

Applications hétéronomes. Selon la gravité des cas et la partie du corps affectée, appliquer sur le siège du mal ou aussi près que possible, soit une lame, soit un plastron à 2, 3 ou 4 lames. Dans les maladies qui envahissent l'ensemble de l'organisme, comme l'urticaire, l'herpès, l'eczéma, diriger l'action sur la région de l'estomac, soit sur la face antérieure, ou sur la face postérieure. Pour la teigne, lame n° 3, au front ou à la nuque.

Dans ces derniers cas, exciter l'intestin par des frictions et par un plastron à 2, 3 ou 4 lames, pour amener une dérivation.

Aliments et boissons magnétisés d'une façon mixte ; frictions, lotions, lavage avec substances magnétisées de la même façon. — Tenir toujours le ventre libre.

Affections nerveuses. — Névrose.

Affections inflammatoires. — Hyperesthésie, crises de nerfs, convulsions, chorée, hystérie, haut-mal (épilepsie), somnambulisme naturel ou provoqué, catalepsie, léthargie, extase, neurasthénie, état nerveux. — Névrose.

Applications hétéronomes. Agir sur la région de l'estomac, tantôt sur la face antérieure, tantôt sur la face postérieure. Suivant la gravité des cas, employer soit une lame simple, soit un plastron à 2, 3 ou 4 lames.

Dans les crises hystéro-épileptiques, appliquer une lame n° 3 à la nuque pendant la nuit et plastron à 3 ou 4 lames sur la région où la crise semble prendre naissance. Dans le plus grand nombre des cas, c'est de l'épigastre (région de l'estomac) ou des ovaires (région de la vessie). Porter le bracelet toute la journée.

Quand les pieds sont froids, porter une lame n° 1 au coup-de-pied ou une lame spéciale à la plante des pieds.

Aliments et boissons magnétisés négativement ou d'une façon mixte.

Affections atoniques. — Tremblement nerveux, analgésie, anesthésie.

Applications isonomes. Mêmes pièces que dans les cas précédents ; toutefois, un seul appareil suffit généralement. On le laisse presque en permanence sur la région de l'estomac, tantôt sur la face antérieure, tantôt sur la face postérieure. Si cette action est insuffisante, appliquer une lame nᵒ 3, sur le front, et même une autre à la nuque pendant la nuit.

Aliments et boissons magnétisés positivement ou d'une façon mixte.

Toutes ces indications sont applicables aux droitiers, qui constituent la très grande majorité du genre humain. Chez les gauchers, la polarité du corps étant inverse, l'application des aimants doit être faite d'une façon opposée.

Les ambidextres et ceux qui ne sont pas franchement gauchers, chercheront à se rendre compte comment les applications doivent être faites pour leur procurer le plus de soulagement possible, et ils y parviendront sans peine.

Tout ce qui précède étant bien compris, les malades peuvent demander les aimants qui leur sont nécessaires. Toutefois, dans les maladies compliquées, il est préférable d'exposer à l'auteur, aussi succinctement que possible, la nature, la cause, les symptômes du mal, l'âge, le sexe et le tempérament du malade, l'époque depuis laquelle il souffre, en lui indiquant la taille et la grosseur de la partie affectée, soit en centimètres, soit par l'un des mots : *petit, moyen, gros.*

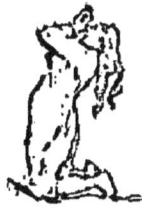

PIÈCES A EMPLOYER

DANS LES DIFFÉRENTS CAS

Lames magnétiques

Au nombre de 4, elles s'emploient dans les cas suivants :

Le nº 1 : Contre la crampe des écrivains et des pianistes; les affections des bras, du bas des jambes, des pieds et l'organe génital chez l'homme.

Le nº 2 : Contre les affections des jambes, de la gorge et du larynx.

Le nº 3 : Contre les bourdonnements, la surdité, la migraine, les maux de dents, les névralgies, l'insomnie, les maux de tête et toutes les affections du cerveau, y compris les affections mentales. — Contre la sciatique.

Le nº 4 : Contre les affections des reins, des poumons, du foie, du cœur, de la rate, de l'estomac, de l'intestin, de la vessie, de la matrice et des ovaires. — Contre les maladies de la moelle épinière.

Ces lames, qui ne diffèrent que par la courbure et la longueur, ne répondent pas à tous les besoins; on fait des lames dites « spéciales » ne portant pas de numéro, qui servent dans certains cas.

Prix de chaque lame. . . . . } . . 5 fr.

Plastrons magnétiques

Dans beaucoup de maladies anciennes et rebelles, une seule lame n'est pas toujours suffisante pour vaincre le mal. Pour obtenir une plus grande somme d'action, plusieurs lames sont réunies pour former des « plastrons ».

Les plastrons valent 10, 15 ou 20 fr., selon qu'ils ont 2, 3 ou 4 lames.

Barreau magnétique

Avec accessoires pour magnétiser les boissons et aliments.

Prix de chaque appareil . . . . **10 fr.**

Bracelet magnétique

Bijou très élégant. — S'emploie contre tous malaises : maux de tête ou d'estomac, palpitations et battements de cœur, névralgie et migraine légères, douleurs dans les bras, crampe des écrivains et des pianistes, etc., etc. On le fait de quatre grandeurs : sans numéro pour les enfants; avec les numéros 1, 2, 3, pour les grandes personnes. Pour celles-ci, indiquer la grosseur du poignet par l'un des mots : petit, moyen, gros.

Prix du bracelet, quelle que soit la grandeur. 10fr.

Sensitivomètre

S'emploie surtout pour se rendre compte si les personnes sont susceptibles d'être endormies par le magnétisme ou par l'hypnotisme, et pour mesurer leur degré de sensitivité.

Prix de chaque sensitivomètre. . . . . . . 10 fr.

Porte-plume magnétique

Contre la crampe des écrivains.

Prix du porte-plume. . . . . 5 f.

Les malades peuvent choisir eux-mêmes les appareils qui leur sont nécessaires; toutefois, dans les cas compliqués, il est préférable d'exposer à M. Durville, la nature, la cause, les symptômes de la maladie, l'époque depuis laquelle on souffre, etc. En précisant le mode d'emploi, il indique les appareils que l'on doit employer avec le plus de chance de succès.

Toute demande doit être accompagnée d'un mandat à l'ordre de M. Durville, 23, rue Saint-Merri, Paris. Pour la France et l'Algérie, les envois sont faits franco en gare ; pour l'Etranger, ajouter le montant du colis postal à celui de la commande. Pour les pays où les envois d'argent sont coûteux, on accepte le paiement en timbres-poste (des plus petites valeurs), moyennant une augmentation de 15 0[0.

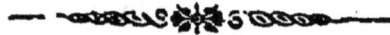

Observations importantes. — Les aimants vitalisés ne doivent pas servir à plusieurs malades, car il arrive souvent que la maladie de l'un, guérie ou seulement améliorée, peut être communiquée à un autre. Il semblerait qu'il s'est fait un échange entre le principe vitalisant de l'aimant et le principe de la maladie. Il arrive même parfois, sans que l'aimant ait sensiblement perdu de sa force d'attraction sur le fer, qu'après avoir guéri un malade, si celui-ci se sert à nouveau de l'aimant pour un malaise quelconque, il voit reparaître les symptômes du mal dont il est guéri ; symptômes qui disparaissent lorsque l'aimant a été enlevé.

Donc, en principe, un aimant vitalisé ne doit servir qu'à un malade ; et lorsque celui-ci est guéri, l'aimant, considéré comme dangereux, doit être détruit.

Si les aimants sont usés avant que le malade soit guéri, celui-ci doit les renvoyer à M. Durville, qui en renvoie des neufs, moyennant la moitié du prix qu'ils ont coûté.

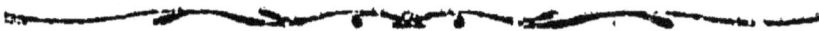

CONSEILS PRATIQUES

Ceux qui ne suivent pas les *Cours de l'Ecole pratique de Magnétisme et de Massage* peuvent apprendre assez facilement la thérapeutique en lisant les **Conseils pratiques** du professeur H. DURVILLE.

Rédigés dans un style simple et concis qui les met à la portée de toutes les intelligences, avec des exemples de guérisons montrant la simplicité et la valeur de la méthode, ces *Conseils* permettent au père et à la mère de famille, ainsi qu'à l'amateur, d'appliquer le Magnétisme avec succès, au soulagement et à la guérison des diverses maladies dont leurs enfants, leurs parents, leurs amis peuvent être affectés. (Pour bien comprendre le mode d'application, ceux qui n'ont aucune idée du Magnétisme devront lire les **Procédés magnétiques** de l'auteur, ouvrage de propagande à 30 cent.)

Les **Conseils pratiques** qui sont publiés s'appliquent aux cas suivants:

Acné, Albuminurie, Amaurose, Aménorrhée, Amygdalite, Anasarque, Anévrisme du cœur, Angines, Angine de poitrine, Anémie, Anémie cérébrale, Apoplexie cérébrale, Ascite, Asthme, Ataxie locomotrice. — Battements de cœur, Blépharite, Bronchite, Bronchorrée, Broncho-pneumonie, Brûlures. — Catalepsie, Catarrhe pulmonaire, vésical, Cauchemar, Céphalalgie, Chlorose, Choroïdite, Chute des cheveux, Congestion cérébrale, Conjonctivite, Constipation, Coqueluche, Coxalgie, Crampes, Crampes d'estomac, Crampe des écrivains et des pianistes, Crises de nerfs, Croup, Cystite. — Danse de Saint-Guy, Dartres, Délire, Délirium tremens, Diabète, Diarrhée, Dilatation d'estomac, Double conscience, Dysenterie, Dysménorrhée, Dyspepsie. — Eczéma, Emphysème, Encéphalite aiguë, Encéphalite chronique, Engelures, Enrouement, Entérite, Entorse, Erysipèle, Epilepsie, Esquinancie, Essoufflement, Etat nerveux, Etourdissements. — Fibromes, Fièvres éruptives, Fièvre cérébrale, Fièvre typhoïde, Fleurs blanches, Fluxion de poitrine, Folie. — Gastralgie, Gastrite, Gastro-entérite, Glaucome, Goitre, Goutte, Goutte sereine, Grippe. — Hallucinations, Hémiplégie, Hémorrhoïdes, Herpès, Hydarthrose, Hydrocèle, Hydrocéphalie, Hydropisie, Hydrothorax, Hypocondrie, Hystérie. — Influenza, Ictère, Idiotie, Imbécilité, Impulsions, Insomnie, Iritis. — Jaunisse. — Kératite. — Laryngite, Léthargie, Leucorrhée, Lumbago. — Mal de tête, de gorge, de dents, Maladie de Bright, Manies hystériques, Mélancolie, Méningite, Métrite, Migraines, Myélite. — Néphrite, Nervosisme, Neurasthénie, Névralgie simple, Névralgie faciale, Névrose. — Obésité, Obsession, Odontalgie, Œdème, Ophtalmie, Oppression, Otalgie, Otite, Otorrhée, Ovarite. — Pâles couleurs, Palpitations de cœur, Paralysie simple, Paralysie faciale, Paraplégie, Pelade, Pemphigus, Péritonite, Pharyngite, Phlébite, Phtisie pulmonaire, Phtisie laryngée, Pleurésie, Pleuro-pneumonie, Pleurodynie, Pneumonie, Prostatite, Prurigo, Psoriasis. — Rachitisme, Rétinite, Rhumatisme, Rhume, Roséole, Rougeole, Rubéole. — Sarcomes, Scarlatine, Sciatique, Somnambulisme spontané, Spasmes, Surdité, Surdi-mutité, Syncope. — Teigne, Tic douloureux, Tremblement, Tumeurs, Tumeurs blanches. — Ulcère variqueux, Uréthrite, Urticaire. — Vaginite, Varices, Varicèle, Varicocèle, Variole, Vertige, Vomissements, Vomissements incoercibles de la grossesse. — Zona.

Les *Conseils pratiques* sont le résumé du cours de *Pathologie et Thérapeutique* professé à l'*Ecole de Magnétisme* par H. DURVILLE.

Le traitement de toutes les maladies sera successivement publié sous la forme d'autant de *Conseils pratiques*. En attendant que ce travail considérable soit achevé, le professeur H. DURVILLE se tient à la disposition des malades pour leur expliquer, par correspondance, tous les détails du traitement magnétique qu'ils peuvent faire, soit par eux-mêmes, soit par l'intermédiaire d'un parent ou d'un ami dévoué.

Chaque *Conseil pratique*, inséré dans un numéro du *Journal du Magnétisme*, est envoyé contre 50 centimes.

MASSAGE MAGNÉTIQUE

MASSAGE VIBRATOIRE ÉLECTRO-MAGNÉTIQUE

D'après la méthode du docteur Iodko

Par le Professeur H. DURVILLE et ses Élèves
23, Rue Saint-Merri, Paris

CLINIQUE GRATUITE

de l'École pratique de Magnétisme et de Massage,
le Jeudi et le Dimanche, à 9 heures du matin.
Les autres jours à 4 heures du soir, séances à prix réduit

TRAITEMENT A DOMICILE

M. DURVILLE *reçoit le jeudi et le dimanche de 10 à 11 h.*
les autres jours, de 1 heure à 4 heures.

Mⁿᵉ BERTHE, la célèbre Somnambule qui a donné tant de preuves de sa prodigieuse lucidité, consulte à l'*Institut Magnétique*, 23, r. St-Merri, le jeudi et le dim. de 10 h. à midi; les autres jours, de 1 à 4 h. et par corresp.

LIBRAIRIE DU MAGNÉTISME

H. DURVILLE, Éditeur

23, Rue Saint-Merri, 23

PARIS

—— ❦ ——

COMMISSION — EXPORTATION

CATALOGUE RAISONNÉ

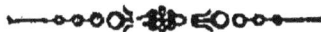

La *Librairie du Magnétisme* édite les ouvrages traitant du Magnétisme, du Massage, de l'Hypnotisme, du Spiritisme, de l'Occultisme, etc., et accepte en dépôt tous ouvrages sur ces matières. Elle se charge aussi de l'impression des ouvrages à des prix exceptionnels de bon marché.

————

Aux Lecteurs de l'Etranger. — Les envois d'argent de certains pays de l'Étranger et même des Colonies sont souvent très onéreux. Pour faciliter les relations avec ces pays, la direction de la *Librairie du Magnétisme* a décidé de recevoir en paiement les timbres-poste étrangers, moyennant une augmentation de 15 0/0, à la condition toutefois qu'il n'y ait dans l'envoi que quelques timbres d'une valeur supérieure à nos timbres de 5 centimes, et que la plus grande partie corresponde à nos valeurs de 1, 2, 3 et 4 centimes.

OUVRAGES RECOMMANDÉS

TRAITÉ EXPÉRIMENTAL DE MAGNÉTISME. Cours professé à l'*École pratique de Magnétisme et de Massage*, par H. Durville.

Cet ouvrage, avec deux sous-titres différents, est divisé en deux parties indépendantes, et chaque partie comprend deux volumes in-18 reliés. Prix de chaque volume : 3 fr.

1· Physique magnétique, avec Portrait, Signature autographe de l'Auteur, Têtes de chapitres, Vignettes spéciales et 56 figures dans le texte.

C'est un véritable traité de **l**physique spéciale dans laquelle l'auteur démontre que le magnétisme — qui est tout différent de l'hypnotisme — s'explique parfaitement par la *théorie dynamique*, et qu'il n'est qu'un mode vibratoire de l'éther, c'est-à-dire une forme du mouvement.

Des démonstrations expérimentales, aussi simples qu'ingénieuses démontrent que le corps humain, qui est polarisé, émet des radiations qui se propagent par ondulations comme la chaleur, la lumière, l'électricité, et qu'elles peuvent déterminer des modifications dans l'état physique et moral d'une personne quelconque placée dans la sphère de leur action.

Par une méthode expérimentale à la portée de tout le monde, l'auteur étudie comparativement tous les corps et agents de la nature, depuis l'organisme humain, les animaux et les végétaux jusqu'aux minéraux, sans oublier l'aimant, le magnétisme terrestre, l'électricité, la chaleur, la lumière, le mouvement, le son, les actions chimiques et même es odeurs. Il démontre que le magnétisme, qui se trouve partout dans la nature, n'a rien de mystérieux comme on l'a pensé jusqu'à présent, et qu'il est soumis à des lois que l'on peut réduire à des formules précises.

Avec la polarité pour base, le magnétisme, tant discuté depuis trois siècles, sort enfin de l'empirisme pour entrer dans le domaine de la science positive.

2· Théories et Procédés, avec Portraits, Têtes de chapitres, Vignettes et Figures dans le texte.

Le premier volume expose la pratique des principaux Maîtres de l'art magnétique depuis trois siècles. Leur théorie est fidèlement analysée, leurs procédés sont minutieusement décrits, et de longues citations de chacun d'eux sont reproduites. Dans l'*Introduction*, on a une idée des frictions,

des attouchements et autres procédés employés par les praticiens de l'antiquité ; puis on étudie méthodiquement les
écrits de chacun des auteurs que l'*Ecole* considère comme
classiques. Le Chapitre Ier décrit la théorie du fluide universel qui fait la base de toutes les théories contemporaines;
le 2, la théorie de M. Ficin ; le 3, celle de l'omponace ;
4, Agrippa ; 5, Paracelse ; 6, Van Helmont ; 7, Fludd ;
8, Maxwel ; 9, Newton ; 10, Mesmer ; 11, de Puységur ;
12, Deleuze ; 13, du Potet ; 14, Lafontaine.

Le second volume contient la théorie et les procédés de
l'auteur; la théorie des centres nerveux, avec de nombreuses
figures ; la façon d'établir le diagnostic des maladies sans
rien demander aux maladies ; la marche des traitements,
et tous les renseignements nécessaires pour appliquer avec
succès le magnétisme et le massage magnétique au traitement des maladies.

Le Traité expérimental de Magnétisme du professeur
H. Durville, écrit dans un style concis, clair et parfois
poétique, qui amuse autant qu'il instruit, est à la portée
de toutes les intelligences Il constitue le manuel le plus
simple, le plus pratique et le plus complet que l'on possède
sur l'ensemble de la doctrine magnétique. Il est indispensable à tous ceux qui veulent pratiquer le magnétisme au
foyer domestique, comme à ceux qui veulent exercer la pro-
fession de masseur ou de magnétiseur

HISTOIRE ET PHILOSOPHIE DU MAGNÈTISME,
avec Portraits et Figures dans le texte. Cours professé
à l'*Ecole pratique de Magnétisme et de Massage*, par
Rouxel, 2 vol. in-18 reliés. Prix de chaque vol., 3 francs.

Cet ouvrage comprend deux volumes qui forment, au
point de vue chronologique, deux parties distinctes :
1° Chez les anciens, étudiant minutieusement les doctrines de la magie chez tous les peuples civilisés de l'antiquité. l'histoire des sibylles, des voyants, des prophètes
et des inspirés; les guérisons miraculeuses opérées dans les
temples et chez les profanes ; l'évolution du magnétisme
à travers les siècles, en passant par la sorcellerie du
moyen âge, la cabale et la philosophie hermétique, sans
en excepter les trembleurs des Cévennes, les miracles du
diacre Paris, la baguette divinatoire, jusqu'aux prodiges
accomplis par Cagliostro. 2° Chez les modernes, analy-
sant et appréciant les théories de Mesmer, du marquis
de Puységur, de Deleuze, du Potet, Lafontaine, etc., jusqu'à
l'hypnotisme contemporain, qui n'est qu'une grossière con-
trefaçon du magnétisme classique.

Tout ce qui touche à la question du magnétisme, surtout au point de vue historique et philosophique, depuis les temps les plus reculés jusqu'à nos jours : hommes doctrines, théories, tout est étudié, dans un style clair, avec une érudition peu commune, quoique l'auteur critique parfois ce qui paraît sortir des limites de la saine raison.

Ces deux volumes sont illustrés de portraits, figures, vignettes reproduits d'après les gravures du temps ou des photographies. Au nombre des portraits, citons les Sibylles, Apollonius de Thyane, C. Agrippa, Roger Bacon, Paracelse, Van Helmont et son fils, Kircher, Gréatrakes, Cagliostro, Mesmer, Court de Gébelin, de Puységur, Pétetin, Lavater, Deleuze, Bertrand Noizet, Ricard, Charpignon, Teste, du Potet, Hebert (de Gernay), Lafontaine, Cahaguet, Braid, Charcot, Durand (de Gros), Luys, Allan Kardec, etc., etc., qui suffiraient à eux seuls pour assurer le succès de l'ouvrage.

L'Histoire et Philosophie du Magnétisme est une œuvre de la plus haute importance, laissant bien loin derrière elle tout ce qui a été écrit sur ce sujet.

L'ENSEIGNEMENT DU MAGNÉTISME, DU SPIRITISME ET DE L'OCCULTISME à l'Université libre des Hautes Etudes. *Faculté des Sciences magnétiques (Ecole pratique de Magnétisme et de Massage. — Faculté des Sciences hermétiques. — Faculté des Sciences spirites. —* Règlements statutaires. Organisation, Programme des Etudes et Renseignements divers. In-18 de 108 pages. Prix : 60 cent.

Le titre de cet opuscule indique suffisamment son objet. Rédigé avec le plus grand soin par le directeur de chaque *Faculté*, pour ce qui concerne son enseignement, il constitue le guide indispensable de tous les élèves de *l'Université libre des Hautes Etudes*, tant pour les *Facultés* de Paris que pour celles de province. Ils trouveront là tous les renseignements qui leur sont nécessaires, depuis l'inscription à chaque *Faculté* jusqu'aux examens, en passant par le programme détaillé de toutes les matières enseignées dans les différents cours. La partie qui concerne la *Faculté des Sciences Magnétiques* est particulièrement développée. On y voit jusqu'à la reproduction des *Diplômes*, des *Prix* et *Certificats* délivrés aux élèves.

LES HALLUCINATIONS. — Etude synthétique des Etats physiologique et psychologique de la Veille, du Sommeil naturel et magnétique, de la Médiumnité et du

Magisme, par ALBAN DUBET. In-18 de 180 pages. Prix : 2 francs.

L'hallucination, mal définie jusqu'à ce jour, a été souvent confondue avec l'illusion. L'auteur s'efforce de lui donner un sens précis, et il différencie tous les cas hallucinatoires par une classification méthodique. C'est ainsi qu'il étudie l'hallucination dans sa triple manifestation sensorielle, psycho-sensorielle, psychique, puis télépathique, normale et pathologique, individuelle et collective, pendant la veille et le sommeil naturel ou provoqué. Il traite amplement la question de la médiumnité et de la magie.

Le sujet, qui n'est pas suffisamment traité dans les ouvrages de médecine, est particulièrement intéressant pour tous nos lecteurs (magnétistes, télépathistes, spirites, occultistes), qui trouveront là des observations et des arguments inédits de la plus haute importance.

LA PSYCHOLOGIE EXPÉRIMENTALE. — Manifeste adressé au Congrès spiritualiste de Londres en juin 1898, par le SYNDICAT DE LA PRESSE SPIRITUALISTE DE FRANCE. In-8° de 32 pages. Prix : 30 cent.

Le domaine de la psychologie s'agrandit et devient une véritable science, sœur légitime des sciences physico-chimiques. A côté de l'ancienne psychologie philosophico-religieuse, une branche nouvelle, que l'on peut appeler à juste titre la *Psychologie expérimentale*, prit naissance il y a 50 ans, et cette méthode donna des résultats d'une importance considérable.

En effet, l'ancienne psychologie n'a aucune preuve matérielle de la survivance de l'âme, tandis que la psychologie nouvelle en possède de certaines, d'indiscutables, acquises spontanément ou par voie expérimentale.

Expérimenter avec l'âme humaine pour sujet, voilà une étude qui paraîtra au-dessus des forces humaines à plus d'un psychologue de l'ancienne école ; et pourtant, rien n'est plus certain : on l'étudie dans ses manifestations extracorporelles et l'on acquiert la certitude absolue, non-seulement de son existence, mais aussi de sa survivance au-delà du tombeau ; car la mort n'est qu'un chaînon de l'immortalité : les morts vivent et on peut même communiquer avec eux.

Cet opuscule n'est pas un traité qui enseigne les moyens d'acquérir cette preuve ; c'est un exposé méthodique de tous les faits psychiques. Les incrédules trouveront des arguments sans réplique et sauront que d'illustres savants ont patiemment expérimenté, résolu le problème et publié le fruit de leurs travaux. Cela suffira pour qu'ils s'intéressent désormais à l'étude de cette question — qui jette un jour tout nouveau sur nos destinées, en nous indiquant d'où nous venons, ce que nous sommes et où nous allons.

A titre de propagande, cette brochure est expédiée franco, aux conditions suivantes : 100 exempl.; 12 fr.; 50 ex., 7 fr.; 25, 4 fr.; 10 ex. 2 fr.

PRINCIPES GÉNÉRAUX DE SCIENCE PSYCHIQUE par Albert JOUNET. Brochure de 36 pages. Prix 20 centimes.

Cette brochure contient l'énoncé des lois et des propriétés fondamentales de la *force psychique*, que l'auteur considère comme un agent physique. Cet agent est dans tous les êtres ; à des degrés divers, il est une force universelle que peuvent soumettre, diriger et manier les êtres pensants, visibles et invisibles.

Les phénomènes psychiques sont d'ordre naturel, mais influencés ou pouvant l'être par un *surnaturel mauvais* ou un *surnaturel divin*; et, suivant l'intention, l'agent psychique peut être bienfaisant ou nuisible. Il dépend de nous, de notre savoir, de nos aspirations, d'en user en bien ou en mal.

M. Jounet reconnaît à l'agent psychique six propriétés, qui ont pour base la polarité, d'après les travaux de Reichenbach, de Rochas, Durville.

En effet, la polarisation paraît expliquer les faits psychiques d'une manière claire, précise; et quand on aura lu ce petit travail avec toute l'attention qu'il mérite, on sera frappé de l'importance des découvertes magnétiques.

La polarité expliquerait donc aussi les phénomènes spirites et occultes.

C'est, d'ailleurs, la conclusion qui se dégage de ce remarquable travail, qui, à titre de propagande, est expédié franco aux conditions suivantes : 100 exempl., 7 fr.; 50 exemp., 4 fr.; 25 ex., 2 fr. 50 ; 10 ex., 1 fr. 25.

LE MAGNÉTISME ET LE MASSAGE MENACÉS PAR LES MÉDECINS. Le Procès Mouroux à Angers. Nécessité d'un amendement à la loi du 30 novembre 1892 sur l'exercice de la médecine, par H. DURVILLE. Brochure de 72 pages in-18. Prix 20 centimes.

La pratique du massage et du magnétisme est sérieusement menacée par les médecins des syndicats qui, transformant peu à peu la pratique médicale en un vulgaire métier, voudraient parvenir, au détriment de la santé publique, à posséder le monopole exclusif de l'art de guérir. Poursuivant leur œuvre d'industriels sans scrupules, après avoir vaincu les rebouteurs, masseurs et magnétiseurs des campagnes, ils s'attaqueraient certainement aux praticiens de Paris; et peut-être, enhardis par le succès, s'ils le remportaient, tâcheraient-ils de porter atteinte aux droits et prérogatives que le *Diplôme de Magnétiseur-Masseur praticien* confère aux élèves de l'*Ecole pratique de Magnétisme et de Massage*, en vertu de la reconnaissance de l'*Ecole* par l'Etat.

Après avoir délibéré, les médecins syndiqués, qui ne représentent réellement qu'une insignifiante minorité, on décidé de poursuivre tous ceux qui guérissent les malades sans être docteurs en médecine. Mais, s'ils poursuivent, certains tribunaux condamnent, tandis que d'autres acquittent; et à la Cour d'appel d'Angers, devant laquelle trois affaires de ce genre ont été portées, a acquitté les accusés.

Cela ne fait pas leur affaire et ils en appellent à la Cour de cassation. Mais, sûrs d'être condamnés, ils parlent déjà de porter la question devant le Parlement, afin d'obtenir un amendement à la loi et en leur faveur. C'est pour cela qu'ils ont intenté un procès à Mouroux, sachant bien que celui-ci serait acquitté en première instance et en appel.

Après avoir donné des considérations du plus haut intérêt sur la pratique du massage et du magnétisme, et sur les prétentions injustifiées des médecins, l'auteur publie les débats du procès, analyse la plaidoirie des avocats, reproduit le jugement d'acquittement du tribunal correctionnel et l'arrêt de la Cour d'appel. Il y a là des faits qui montrent l'immense avantage que le magnétisme possède sur la médecine, et des arguments qui prouvent le bien-fondé des justes revendications des magnétiseurs On voit par quels moyens indélicats les médecins veulent arriver à leur but. Enfin, une lettre de Mouroux et un appel aux masseurs et aux magnétiseurs, ainsi qu'à leurs partisans, pour organiser un pétitionnement dans le but d'obtenir un amendement à la loi sur l'exercice de la médecine où les droits de ceux-ci seraient établis.

On sait que les masseurs et les magnétiseurs guérissent des maux que les médecins sont impuissants à soulager. Chaque malade doit pouvoir se faire traiter comme il veut; et pour lui conserver ce droit indiscutable, ce petit ouvrage, tiré à un nombre formidable d'exemplaires, doit être répandu jusque dans les plus humbles familles. Pour arriver a ce but, la *Librairie du Magnétisme* l'envoie franco en gare ou par la poste aux conditions suivantes : 100 exemp, 7 fr. ; 50 exempl. 4 fr. ; 25 exemp., 2 fr. 50 ; 10 exemp. 1 fr. 25 ; 5 exemp. 75 centimes.

LA TERRE. Evolution de la Vie à sa Surface. Son Passé, son Présent, son Avenir, deux gros vol. in-8 de 372-387 pages, avec 66 fig. et un tableau en couleurs du règne végétal et du règne animal, par EMMANUEL VAUCHEZ. Prix 15 fr.

Ouvrage d'enseignement populaire appelé à un très grand retentissement. On y trouve exposés et pour ainsi dire synthétisés les résultats des prodigieuses découvertes scientifiques de notre siècle.

Dans un style clair, à la portée de toutes les intelligences, l'auteur explique la formation du globe terrestre. Il a interrogé d'abord, résumé ensuite l'astronomie, la physique, la chimie, la géologie, la biologie, l'anthropologie et la sociologie, sans oublier le Magnétisme et même le Spiritisme, pour nous présenter un système de l'évolution de la vie matérielle et spirituelle à la surface de la terre. C'est un livre des plus intéressants, des plus utiles, surtout pour les gens du monde qui veulent se familiariser sans efforts avec les vérités principales du monde scientifique.

Les Jeunes Collectionneurs de timbres-poste. *Gaston* et *Henri* DURVILLE seraient reconnaissants aux lecteurs du *Journal du Magnétisme* habitant les colonies et l'Etranger de vouloir bien leur envoyer des timbres usés de leur pays et autres pays circonvoisins. Ils feraient volontiers des échanges avec les petits collectionneurs étrangers.

MASSAGE, MAGNÉTISME,

HYPNOTISME

L'ABBÉ ALMIGNANA.— *Du Somnambulisme*, des tables tournantes et des médiums . . . . . 40 cent.

Petite brochure très bien comprise qui intéresse plus particulièrement les spirites

AZAM.— *Hypnotisme et double conscience*. Origine de leur étude et divers travaux sur des sujets analogues, avec Préface et Lettres de P. Bert, Charcot et Ribot. . . . . 9 fr.

— *Hypnotisme, double conscience* et altérations de la personnalité, avec fig. . . . . 3 fr. 50

Documents intéressants sur les origines de l'hypnotisme, et plus particulièrement sur le dédoublement de la personnalité observé par l'auteur, un médecin distingué, professeur à la Faculté de médecine de Bordeaux.

BARADUC. — *Observations sur le Magnétisme, Electro-Magnétisme*. . . . . 50 cent.

— *L'Ame humaine.*— Ses Mouvements, ses Lumières, et l'Iconographie de l'Invisible fluidique, avec 70 simili-photographies hors texte . . . . . . 16 fr.

— *La Force vitale.* Notre corps vital fluidique, sa formule biométrique, avec fig . . . . 4 fr.

Importants ouvrages d'un médecin, dont le dernier intéresse particulièrement les médecins.

T. BARTHELEMY.— *Etude sur le Dermographis-me*, ou dermo-neurose toxivasomotrice, avec 17 plan-ches hors texte . . . . 7 fr. 50

Etude sérieuse d'un médecin, la plus complète qui ait paru sur cette question des *stigmates* ou *marques du diable*, observés si souvent, surtout chez les hystériques, sans être expliqués.

BEAUNIS.— *Le Somnambulisme provoqué.* Etudes physiologiques et psychologiques, avec fig. . 3 fr. 50

Bon ouvrage de l'un des maîtres de l'école hypnotique de Nancy.

Dr G. BERNE. — *Le Massage.* Manuel théorique et pratique, avec figures. Reliure souple. . . . . . 6 fr.

Excellent ouvrage, indispensable à tous ceux qui veulent pratiquer le massage médical.

BOURRU et BUROT.— *La Suggestion mentale* et l'action à distance des substances toxiques et médica-menteuses, avec 10 planches . . . . 3 fr. 50

La Suggestion mentale et les Variations de la per-sonnalité, avec 14 planches. . . . . 3 fr. 50

Curieux ouvrages de deux médecins, professeurs à la Faculté de medecine de Rochefort.

BROUSSES.— *Manuel technique de Massage*, avec figures, relié . . . . 4 fr. 50

Bon manuel d'un médecin à l'usage de ceux qui veulent apprendre les manipulations du massage.

A. BUÉ. — *Le Magnétisme curatif*, 2 vol.

I.— *Manuel technique* . . . . 2 fr.

II.— *Psycho-physiologie* . . . . 3 fr.

Excellent ouvrage. Le premier volume expose la pratique magnétique ; le second traite plus spécialement des diver-ses théories et surtout de celles des anciens magnétiseurs.

CAHAGNET.— *Thérapeutique du Magnétisme et du Somnambulisme*. . . . . 5 fr.

— Magie magnétique, ou Traité historique et pra-tique de fascinations, miroirs cabalistiques, apports, suspensions, talismans, possessions, envoûtements, sortilèges, etc, 3e édition. . . . . 7 fr.

*— *Sanctuaire du Spiritualisme.*— Etude de l'Ame humaine et de ses rapports avec l'univers, d'après le somnambulisme et l'extase . . . . 7 fr.

Cahagnet fut un grand penseur, un véritable apôtre qui a beaucoup écrit; mais il n'a pas assez pratiqué le magnétisme pour que ses ouvrages soient considérés comme des manuels d'enseignement pratique. Malgré cela, constituant un véritable enseignement philosophique, ils sont très bons à lire et à conserver

· J. DE CAZENEUVE.— *Les Grands Hommes caractérisés par leurs Noms* (Lamartine, Flammarion, V. Hugo, le baron du Potet), avec appendice sur le Magnétisme. . . . . 3 fr.

Œuvre d'un magnétiste convaincu, qui voit dans les noms une relation intime avec le caractère et l'aptitude des individus. Ouvrage très curieux, que tous les partisans du magnétisme et de l'occultisme devraient posséder.

CHARCOT.— *Œuvres complètes*, tome IX : Hémorragie et ramollissement du cerveau, métallothérapie, hypnotisme, électrothérapie, avec 34 figures dans le texte et 13 planches . . . . 15 fr.

La théorie du maître de l'hypnotisme, résumée dans cet ouvrage, montre bien que l'hypnotisme n'est que le magnétisme défiguré.

* CHEVILLARD. — *Etudes expérimentales sur certains Phénomènes nerveux, et Solution rationnelle du problème dit Spirite.* 4e édit., revue, corrigée et précédée d'un aperçu sur le Magnétisme. . . . 2 fr.

L'auteur cherche à démontrer que le plus grand nombre des phénomènes spirites ne sont dûs qu'au magnétisme.

CROCQ (fils). *L'Hypnotisme scientifique,* avec 198 figures hors texte. . . . . , ... 10 fr.

Volumineux ouvrage d'un médecin qui traite la question de l'hypnotisme à son point de vue, en feignant d'ignorer tout ce qui se rapporte au magnétisme contemporain.

CULLERRE. — *Magnétisme et hypnotisme.* — Exposé des phénomènes observés pendant le sommeil nerveux provoqué, avec 36 fig. . . . . . . 3 fr. 50

Ouvrage d'un médecin, où sont exposées les théories du magnétisme, confondues avec celles de l'hypnotisme.

* DAVID. — *Magnétisme animal.* Suggestion hypnotique et post-hypnotique. . . . . 2 fr. 50

On y trouve plusieurs expériences très curieuses et assez importantes. Bon à lire et à consulter.

A. DEBAY. — *Les Mystères du sommeil et du Magnétisme,* ou Physiologie anecdotique du somnambulisme naturel et magnétique ; songes prophétiques, extases, visions, etc., 8ᵉ édition . . . , . . . 3 fr.

Le succès de cet ouvrage, dû à la plume d'un médecin littérateur, indique assez sa valeur. C'est un livre rempli de faits intéressants relatifs à la prévision et à la lucidité somnambulique.

M. DECRESPE. — *Magnétisme, Hypnotisme, Somnambulisme,* avec fig., 20 cent., par la poste . 30 cent.

* — *L'Extériorisation de la Force nerveuse et les Travaux de M. de Narkiewicz Iodko,* avec portrait photogravé. . . . . 1 fr.

Excellents ouvrages d'un jeune chercheur qui est aussi éclairé que consciencieux. Le premier est un petit traité où la théorie de la polarité est fort bien exposée ; le second explique les travaux du savant russe qui à émerveillé le monde savant il y a quelques années.

* DELBŒUF. — *L'Hypnotisme* et la Liberté des réunions publiques . . . . 2 fr.

L'auteur, un apôtre convaincu du magnétisme et de l'hypnotisme, voudrait la liberté entière des représentations publiques et de la pratique du magnétisme curatif.

* DIGBY. — *Discours fait en une célèbre Assemblée,* par le chevalier Digby, touchant la *Guérison des Playes par la poudre de sympathie,* Edition de 1666 reproduite par G. Demarest . . . . 3 fr.

Dans cet ouvrage, on trouve l'exposé de la théorie des guérisons obtenues par la poudre de sympathie du chevalier Digby, qui fit tant de bruit au XVIIᵉ siècle. Très important pour ceux qui s'intéressent aux origines du magnétisme thérapeutique.

Alban DUBET. — *Les Hallucinations.* Etude synthétique des états physiologiques de la Veille, du Sommeil naturel et magnétique, de la Médiumnité et du Magisme . . . . 2 fr.

(Voir page 84).

'D' DUPOUY. — *Sciences occultes et Physiologie psychique, avec fig.* . . . . 4 fr

Excellent ouvrage de vulgarisation, où le magnétisme, le somnambulisme, le spiritisme et l'occultisme sont très bien présentés.

DURAND (DE GROS) — *Cours théorique et pratique de Braidisme,* ou Hypnotisme nerveux considéré dans ses rapports avec la psychologie, la physiologie, la pathologie, et dans ses applications à la médecine, à la chirurgie, à la physiologie expérimentale, à la médecine légale et à l'éducation. . . . . 3 fr. 50

— *Le Merveilleux scientifique* . . . . 6 fr

L'auteur est un des précurseurs de l'hypnotisme, et ses ouvrages, remplis de documents, sont curieux à plus d'un titre. Le premier a été publié sous le pseudonyme de Philips.

* H. DURVILLE. — *Traité expérimental de Magnétisme.* Cours professé à *l'Ecole pratique de Magnétisme et de Massage.*

Physique magnétique, avec Portrait, Signature autographe de l'auteur, têtes de chapitres, vignettes et nombreuses figures. 2 volumes reliés. Chaque vol. . 3 fr.

Théories et Procédés, 2 volumes reliés, avec Portraits, têtes de chapitres et figures. Chaque vol. 3 fr.

(V. page 82).

ESTRADÈRE.— *Du Massage.* Son historique, ses manipulations, ses effets physiologiques et thérapeutiques . . . . 5 fr.

Bon ouvrage pratique à l'usage des élèves masseurs.

FAUGÈRE (comte de).— *Anatomie et Physiologie de la terre.* — Electricité, magnétisme, magnétisme humain, avec figures. . . . . 2 fr.

Ouvrage très original, dans lequel on trouve de fort bonnes idées.

FÉRÉ et BINET.— *Magnétisme animal,* avec figures, relié. . . . . 6 fr.

Ouvrage, exposant surtout la méthode hypnotique de la Salpétrière.

* **L. FIGUIER**. — *Coanais-toi toi-même*. Notions de Physiologie à l'usage des gens du monde. Un gros vol. illustré de portraits, figures et d'une chromo-lithographie. Relié toile . . . . 10 fr.

Excellent ouvrage de vulgarisation scientifique appréciant les effets magnétiques et spiritualistes.

***FOVEAU DE COURMELLES**. — *L'Hypnotisme*, avec 48 fig., relié . . . . 3 fr.

Ouvrage d'un jeune médecin très apprécié. Très bonne œuvre de vulgarisation, où toutes les bonnes méthodes magnético-hypnotiques sont exposées sans parti pris.

GARCIN.— *Le Magnétisme expliqué par lui-même*. Nouvelle théorie des phénomènes du magnétisme comparés aux phénomènes de l'état ordinaire . . . 4 fr.

Ouvrage ancien, qui n'a pas été apprécié à sa juste valeur. Très bon à consulter.

GASC-DESFOSSÉS. —*Le Magnétisme vital*. Expériences récentes d'enregistrement, suivies d'inductions scientifiques et philosophiques . . . . 6 fr.

Très bon ouvrage dans lequel on trouve la preuve que le magnétisme est un agent physique et que sa présence peut être constatée par des instruments de laboratoire.

* **J. GERARD**.—*Mémoire sur l'Etat actuel du Magnétisme*. . . . . 1 fr.

L'auteur, devenu un médecin distingué, est un vétéran du Magnétisme. Son mémoire, très bien écrit quoique un peu exclusif, mérite d'être lu et conservé.

GERARD.— *Guide de l'Hypnotiseur*, illustré par **A. Le Roy** . . . . 3 fr. 50

Bon ouvrage à recommander aux amateurs de magnétisme théâtral. Le mécanisme de toutes les expériences que l'on a vues dans les séances publiques est clairement expliqué.

* **HUGUET**.— *Mémoire sur le Magnétisme curatif*. . . . . 2 fr.

Petit ouvrage d'un médecin, qui cite quelques guérisons extraordinaires obtenues dans sa pratique. Devrait être entre les mains de tous les médecins et de tous les malades.

Pierre JANET.— *L'Automatisme psychologique.* Essai de psychologie expérimentale sur les formes intérieures de l'activité humaine . . . . 10 fr.

Thèse soutenue par un professeur de l'Université, pour obtenir le titre de docteur ès-lettres. Comprend un grand nombre d'observations et d'expériences sur le développement automatique des sensations, des émotions, de la mémoire, etc. L'auteur propose des interprétations de la plupart des phénomènes du somnambulisme, et explique certains faits qui, dit-il, ont donné lieu aux croyances du spiritisme.

'H. JOLY. — *L'Imagination.* Etude psychologique, avec 4 eaux-fortes, beau vol. relié . . . . 3 fr.

Ouvrage instructif montrant le rôle de l'imagination dans certains phénomènes d'ordre somnambulique.

'L'abbé JULIO. — *Secrets merveilleux* pour la guérison de toutes les maladies physiques et morales, avec 2 Portraits et 22 figures coloriées. Relié . 12 fr.

Ce volume, qui a coûté à l'auteur deux ans de recherches patientes et qui est depuis longtemps attendu par nombre de personnes, est le complément des *Prières merveilleuses* dont la dernière édition, répandue dans tous les pays du monde, est maintenant épuisée.

Les Secrets merveilleux deviendront le *vade-mecum* de ceux qui veulent faire du bien à leurs frères, car, contenant les secrets des guérisseurs de tous les pays, ils opèrent des cures merveilleuses et résument tous les ouvrages antiques et occultes, maintenant presque introuvables.

Ce livre sera demandé même par les prêtres intelligents, d'abord parce qu'il est orthodoxe, contenant les formules rituelles consacrées par l'église et approuvées par le souverain Pontife ; ensuite parce que ce précieux recueil leur apprend à sauvegarder les intérêts matériels de leurs paroissiens, à se faire mieux comprendre et aimer d'eux, expérimentant ainsi que par les choses temporelles on atteint plus sûrement les spirituelles.

Ce livre sera surtout le livre de chevet de ceux qui souffrent ; car il n'est pas une seule maladie que l'on ne puisse guérir, une seule grâce que l'on ne puisse obtenir par les formules de ce livre, si l'on a la foi.

Les catholiques n'y trouveront rien à reprendre, car l'auteur est lui-même prêtre catholique, offrant chaque jour le Saint-Sacrifice de la messe pour les malades et les affligés qui s'adressent à lui ; de plus, il a soumis son livre à des savants religieux qui l'ont approuvé.

Dʳ A. KELLGREEN.—*Technique du traitement manuel suédois* (gymnastique médicale suédoise), traduit de
l'anglais par le docteur *P. Garnault*, avec fig. 6 fr.

Excellent ouvrage traitant spécialement du massage, d'après
la méthode suédoise.

LAFONTAINE.— *L'Art de magnétiser*, 6ᵉ édition . . . . 5 fr.

— *Mémoires d'un Magnétiseur*, 2 vol. . . . 7 fr.

Lafontaine fut un des plus grands magnétiseurs du siècle.
Ses ouvrages, qui sont fort bien écrits, devraient être dans
toutes les mains. *L'Art de magnétiser* est l'un des meilleurs
traité que l'on puisse conseiller à l'étudiant magnétiseur.

L. LOBET.—*L'Hypnotisme en Belgique, et le pro-
jet de loi soumis aux Chambres* . . . . . . 50 c.

Intéressante brochure d'un vulgarisateur du Magnétisme,
en Belgique.

LUYS.— *Leçons cliniques sur les Principaux phénomènes de l'hypnotisme* dans leurs rapports avec la
pathologie mentale, avec 13 planches en photogra-
vure . . . . 12 fr.

— *Les Emotions dans l'état d'hypnotisme*, et l'action à distance des substances médicamenteuses, avec
28 photogravures . . . . 3 fr. 50

Excellents ouvrages d'un illustre médecin, considéré comme
le fondateur de l'Ecole magnético-hypnotique de la Charité.

*— LE MAGNÉTISME HUMAIN appliqué au soula-
gement et à la guérison des maladies. Rapport général,
d'après le compte-rendu des séances du Congrès inter-
national de 1889, avec préface de Camille Flammarion . . . . 6 fr.

Très important ouvrage, rempli de travaux et de faits inédits,
montrant fort bien l'état du magnétisme à cette époque.

* MANSUY. — *Science et Foi* . . . . . . 5 fr.

Bon ouvrage de vulgarisation du Magnétisme, du Spiritisme
et de l'Occultisme.

L. MOUTIN — *Le Nouvel Hypnotisme*, illustré par
Mourou. . . . . 3 fr. 50

— Diagnostic de la Suggestibilité. . . . . . 4 fr.

Ouvrages fort bien compris d'un médecin. Après un aperçu historique du magnétisme, l'auteur expose sa théorie et indique les moyens de reconnaître de suite ceux qui sont susceptibles d'être endormis par le magnétisme.

* PERRONNET. — *Note sur l'Hypnagogisme et l'hypnexodisme.* . . . . 0 fr. 50

* — *Force psychique et Suggestion mentale.* Leur démonstration, leur explication et leurs applications à la thérapeutique et à la médecine , ... 3 fr.

Très bons ouvrages d'un médecin convaincu de la réalité du Magnétisme et de sa valeur thérapeutique.

POTET (baron du). — *Traité complet du Magnétisme animal*, cours en 12 leçons, 5e édition . 8 fr.

— *Manuel de l'Etudiant magnétiseur*, ou Nouvelle Instruction pratique sur le magnétisme, 6e édit. 3 f. 5)

*— *La Magie dévoilée*, ou Principes de Sciences occultes, in-8*, avec fig. 3e édition. . . . . 10 fr

Le baron du Potet restera le plus grand des magnétiseurs de l'époque. Tous ses ouvrages, fruits d'une pratique de 40 ans, sont écrits dans un style prophétique, avec la foi et l'enthousiasme d'un apôtre convaincu. Malgré cela, à chaque page, on reconnaît le véritable praticien qui sait faire comprendre la simplicité et la valeur de ses procédés.

Tous ses ouvrages devraient être dans toutes les mains. Les deux premiers sont surtout indispensables à ceux qui veulent appliquer le magnétisme à l'art de guérir. Le dernier, qui, du temps de l'auteur était vendu 100 fr., contre un engagement stipulant des conditions formelles, démontre que l'occultisme et la magie antiques ne sont que des branches du magnétisme humain.

DE RIOLS. — *Magnétisme et Somnambulisme*, avec 2 fig. . . . . 1 fr.

— *Hypnotisme et Suggestion* . . . . . . 1 fr.

Bons ouvrages. Le premier expose d'une façon claire et précise les procédés les plus pratiques du magnétisme.

DE ROCHAS. — *Le Fluide des magnétiseurs.* Précis des expériences de Reichenbach sur ses propriétés physiques et physiologiques. . . . . 5 fr.

* — *Les Etats superficiels de l'Hypnose.* 2 fr. 50

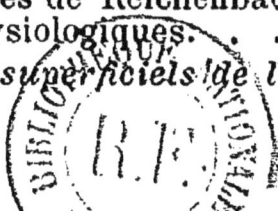

· — *Les États profonds de l'Hypnose* . 2 fr. 50

· — *L'Extériorisation de la Sensibilité*, avec fig. dans le texte et 4 planches en couleurs. . . . 7 fr.

· — *L'Extériorisation de la Motricité*, recueil d'expériences et d'observations, avec fig. . . . . 8 fr.

— *Recueil de documents relatifs à la lévitation du corps humain.* . . . . 2 fr. 50

— *Effluves odiques.* Conférences faites en 1866 par le baron de Reichenbach à l'Académie des sciences de Vienne. Précédés d'une notice historique sur les effets mécaniques de l'od. . . . . 6 fr.

Très bons ouvrages. Le premier est une traduction annotée de l'un des meilleurs mémoires de Reichenbach. Le titre des derniers indique suffisamment leur objet.

ROUXEL. — *Rapports du Magnétisme et du Spiritisme* . . . . 5 fr.

· — *Histoire et Philosophie du Magnétisme.* 2 vol. illustrés de nombreuses figures. Reliés.

· I. — *Chez les anciens* . . . . 3 fr.

· II. — *Chez les Modernes* . . . . 3 fr.

Excellents ouvrages, traitant surtout de l'histoire du magnétisme et de ses rapports avec le spiritisme. L'auteur y démontre que toutes les théories hypnotiques étaient connues des disciples de Mesmer dès la fin du siècle dernier. Le dernier est le cours professé par l'auteur à l'*Ecole pratique de Magnétisme et de Massage.* (Voir page 83).

· SANTINI. — *Photographie des Effluves humains*, Historique, Discussion, avec fig. . . . . . 3 fr. 50

Ouvrage rempli de renseignements sur l'effluviographie, le seul qui ait paru jusqu'à présent.

· O. WIRTH. — *L'Imposition des Mains* et la Médecine philosophale, avec 50 fig. . . . . 3 fr. 50

Ouvrage d'un magnétiseur occultiste convaincu de l'efficacité du procédé que les magnétiseurs emploient sous ce titre.

SPIRITISME, TÉLÉPATHIE

*A. AKSAKOF.—*Animisme et Spiritisme*. Essai d'un examen critique des phénomènes médiumniques. Réponse à l'ouvrage du docteur von Harmann : le*Spiritisme*, avec portrait de l'auteur et 10 planches. 10 fr.

· — *Un Cas de Dématérialisation partielle du corps d'un Médium*, avec figures . . . . 4 fr.

· ALLAN-KARDEC.—Le *Livre des Esprits*. 3 fr. 50

· — *Le Livre des Médiums*, 12e édition. . 3 fr. 50

· — *L'Evangile selon le Spiritisme*, 12e éd. 3 fr. 50

· — *Le Ciel et l'Enfer*, ou la Justice divine selon le Spiritisme. 7e édition. . . . . 3 fr. 50

· — *La Genèse*, les miracles et les prédictions selon le Spiritisme. 7e édition. . . . . 3 fr. 50

*— *Œuvres posthumes* . . . . 3 fr. 50

*— A.-E BADAIRE.— *La Joie de mourir*. 1 fr.

*—A. BELLEMARE.— *Spirite et Chrétien*. 3 fr. 50

*BERGER-BIT. — *Solution du Problème de la Vie*, donnée par les Esprits. Préface de M. Simonin, suivie du *Credo de la Renaissance morale*. 2 fr.

· BERNARD LAZARE.— *La Télépathie et le néo-Spiritualisme* . . . . 1 fr. 50

· BODISCO. *Traits de Lumière*. Recherches psychiques. Preuves matérielles de la vie future. 5 fr.

· Mme Ant. BOURDIN.— *La Consolée* . . 1 fr. 50

· — *Les deux Sœurs*, roman historique. . 3 fr.

· — *Les Souvenirs de la folie* . . . . . 3 fr.

FUGAIRON.— *Essai sur les Phénomènes électriques des Etres vivants.* Explication scientifique des Phénomènes spirites . . . . 2 fr. 50

P. GIBIER. — *Analyse de Choses.* Essai sur la Science future, son influence sur les religions, la philosophie, les arts . . . . 3 fr. 50

PAUL GRENDEL.— *Fée Mab.* . . . . 3 fr. 50

— *Esprit ancien, Esprit nouveau* . . . 1 fr. 50

GURNEY, MYERS et PODMORE.— *Les Hallucinations télépathiques.*, traduit de l'anglais par Marillier, avec préface de Ch. Richet . . . . . . 7 fr. 50

E. GYEL, — *Essai de Revue générale et d'Interprétation synthétique du Spiritisme.* . . . 3 fr. 50

HAB.—*La Communion universelle des Ames dans l'Amour divin* . . . . 2 fr.

HUGUET.— *Spiritomanes et Spiritophobes.* Etudes sur le Spiritisme . . . . 1 fr.

METZGER. — *Essai de Spiritisme scientifique* . . . . 2 fr. 50

MOTTET. — *Les Vérités éternelles,* par l'Esprit de Victor-Hugo ; dictées, reçues et textuelles . . 3 fr. 50

DE NOEGGERATH.— *La Survie,* sa réalité, sa manifestation, sa philosophie. Echos de l'Au-delà. 3 fr. 50

Eug. NUS. — *Les Grands Mystères.* . . . 3 fr. 50

— *Choses de l'Autre Monde* . . . . . . 3 fr. 50

J. DE RIOLS. — *Spiritisme et Tables tournantes,* avec 2 figures . . . . 1 fr.

A. SIMONIN. — *Dialogues entre de grands Esprits et un vivant* . . . . 5 fr. 80

TRUFY. — *Causeries Spirites.* . . . . . 3 fr. 50

VASSEUR. — *Les Manifestations spirituelles dévoilées* . . . . 50 cent.

A.-R. WALLACE. — *Les Miracles et le moderne Spiritualisme,* avec portrait de l'Auteur . . . 5 fr.

OCCULTISME

(Astrologie, Alchimie, Chiromancie, Graphologie, Phrénologie, Théosophie, etc.)

· R. BACON. — *Lettre sur les Prodiges de la Nature et de l'Art*, avec Portrait de l'auteur, traduite et commentée par A. Poisson. . . . . 75 cent.

· BARLET. — *Instruction intégrale.* Instruction primaire, avec tableaux . . . . 4 fr.

· — *Essai sur l'Evolution de l'Idée.* . . . 3 fr. 50

· — *Principes de Sociologie synthétique* . . 1 fr.

· BARLET et LEJAY. — *Synthèse de l'Esthétique.* La Peinture . . . . 1 fr. 25

· — *L'Art de demain.* — La Peinture autrefois et aujourd'hui . . . . 2 fr.

· E. BARRIDA. — *L'Electre magique*, d'après le Grimoire ou Magie naturelle de Benoit XIV. I fr. 50

· ANNIE BESANT. — *Pourquoi je devins Théosophe* . . . . 1 fr. 50

· H. P. BLAVATSKY. — *La Clef de la Théosophie*, traduit de l'anglais, par Mme DE NEUFVILLE . 3 fr. 50

— *La Doctrine secrète.* Synthèse de la Science, de la Religion et de la Philosophie, Première partie, traduit de l'anglais . . . . , . 6 fr.

· J. BOIS. — *Les Noces de Sathan*, drame ésotérique, avec dessin de H. Colas . . . . 2 fr.

· — *La Porte héroïque du Ciel.* . . . . . 2 fr.

· E. BOSC. — *Adda-Nari*, ou l'Occultisme dans l'Inde antique . . . . 4 fr.

· — *Isis dévoilée*, ou l'Egyptologie sacrée . . 5 fr.

· — *La Psychologie devant la Science et les savants*. Od et fluide odique, polarité humaine, magnétisme, etc. . . . . 3 fr. 50

· — *Traité théorique et pratique du Haschich et autres substances psychiques* . . . . 3 fr.

· — *La Chiromancie médicinale*, suivie d'un Traité sur la Physiognomonie, d'un autre sur les Marques des ongles, avec un Avant-propos et une Chiromancie synthétique, avec figures. . . . . 3 fr.

· — *Dictionnaire d'Orientalisme, d'Occultisme et de Psychologie*, 2 volumes illustrés, avec portrait de l'auteur . . . . 12 fr.

· — *Le Livre des Respirations*. Traité de l'art de respirer, ou Panacée universelle pour prévenir ou guérir les maladies de l'homme, avec un glossaire de termes sanscrits . . . . 3 fr.

· J. G. BOURGEAT. — *Magie*. Exotérisme, Esésotérisme ; l'homme, l'univers ; Dieu et le démon, le plan astral; la mort, ses mystères ; l'au-delà : les sorciers, l'envoûtement; moyen facile de prophétiser les événements, etc., etc. . . . . 2 fr.

· H. CHATEAU. — *Le Zohar* (Kabballa denudata). Traduction française, avec *Lettre-Préface de* Papus. 5 fr.

· CHRISTIAN fils. — *La Reine Zinzarah*. Comment on devient Sorcier. . . . . 3 fr.

· DECRESPE. — *On peut Envouter.* — Lettre au Maître Papus. . . . . 50 cent.

·— *La Matière des Œuvres magiques* . . 1 fr.

·— *Les Microbes de l'Astral*. Principes de physique occulte . . . . 1 fr. 50

· H. DUBECHOT. — *L'Orientation*. . . . . 1 fr.
·— *La Loi*. . . . . 1 fr. 50

DESBAROLLES. — *Les Révélations complètes*. Suite des Mystères de la main, avec 500 fig. . . . 15 fr.

'Le *Dragon noir* ou les *Forces soumises à l'homme*, Petit vol. avec figures, relié . . . . 20 fr.

· FLORENT GARNIER.— *L'Avenir par le marc de café*. Tableau avec dessin représentant les aspects du marc de café. . . . . 75 cent.

·DE KERDANIEL. — *Recherches sur l'Envoutement*, ... 1 fr.

ELIPHAS LEVI.— *Dogme et Rituel de la Haute Magie*, 2 volumes, avec 13 figures . . . . . 18 fr.

— *Histoire de la Magie*. Exposition claire et précise de ses procédés, de ses rites et de ses mystères, avec 90 figures . . . . 12 fr.

—*La Clef des grands Mystères*, suivant Hénoch, Abrabam, Hermès, Trismégiste et Salomon, avec 22 planches . . . . 12 fr.

La Science des Esprits. Révélation du dogme des Cabalistes, esprit occulte des Evangiles, appréciation des doctrines spirites . . . . 7 fr.

·— *Clefs majeures et Clavicules de Salomon*, avec 100 dessins (Réservé pour l'usage des initiés) 20 fr,

·— *Le Livre des Splendeurs* (Ouv. posthume) 7 fr,

·— Le *Grand Arcane*, ou l'Occultisme dévoilé. 12 fr

·A. L'ESPRIT, — *Histoire des Chiffres et des Treize premiers nombres*, aux points de vues Historique, Scientifique et Occulte . . . . 2 fr.

·G. FABIUS DE CHAMPVILLE,— *Le Magisme*. Etude de vulgarisation . . . . 1 fr.

·E. FALGAIROLLE.— *Les Exorcismes en Lozère* en 1792 , ... 1 fr.

·J. GILKIN. — *Stances dorées*. Commentaire sacerdotal du Tarot, avec 22 figures . . . . . . 1 fr.

GOURDON DE GENOUILLAC. — *La Chiromancie*, ou la Bonne aventure expliquée par l'inspection des lignes de la main . . . . 1 fr,

·CH. GRANDMOUGIN, *Medjour* . . . . . 1 fr,

STANISLAS DE GUAITA. — *Le Serpent de la Genèse*, avec nombreuses figues . . . . 15 fr.

— *Au Seuil du Mystère*, 3ᵉ édition, avec 2 héliogravures . . . . 6 fr.

— *La Clef de la Magie noire*, avec fig . . 16 fr.

A. HAATAN. — *Traité d'Astrologie judiciaire*. 7 fr. 50

M. HAVEN. — *La Vie et les Œuvres de Maître Arnaud de Villeneuve* . . . . 5 fr.

JOLLIVET-CASTELOT. — *Comment on devient Alchimiste.* Traité d'hermétisme et d'état spagyrique, basé sur les clefs du Tarot . . . . 6 fr.

— *La Vie et l'Ame de la matière.* Essai de physiologie chimique. Études de dynamochimie . . 3 fr. 50

— *L'Alchimie* . . . . 1 fr.

— *L'Hylozoïsme, l'Alchimie, les Chimistes unitaires* . . . . 1 fr.

DE LARMANDIE. — *Edraka.* Notes sur l'Ésotérisme . . . . 3 fr. 50

— *Magie et Religion.* Notes sur l'Esotérisme. 3 fr. 50

M. LARGERIS. — *Les Effluves.* Voix des Sens, Voix de l'Esprit. Union avec l'Être. . . . . . . 3 fr.

A. LAURENT. — *La Magie et la Divination chez les Chaldéo-Assyriens.* . . . . 3 fr.

J. LERMINA. — *Ventre et Cerveau* . . . 50 cent.

— *A Brûler*, avec figures . . . . 60 cent.

LA LUMIÈRE D'EGYPTE, ou la Science des Astres et de l'Ame . . . . 7 fr. 50

L. MAYOU. — *Le Secret des Pyramides de Memphis* . . . . 1 fr. 50

E. MICHELET. — *l'Esotérisme dans l'Art* 1 fr.

Dr NORIAGOF. — *Notre-Dame de Lourdes et la Science de l'Occulte*, avec un Portrait de Bernadette, 2 planches et figures dans le texte . . . . 1 fr. 50

DE NOVAYE.— *Guerre et Révolution*, d'après 45 Prophéties anciennes et modernes . . . . . 1 fr. 50

PAPUS.— *Traité élémentaire de Magie pratique*, Adaptation, Réalisation, théorie de la Magie, avec Appendice sur l'Histoire et la Bibliographie de l'Evocation magique, etc., avec 158 figures . . . . . . 12 fr.

— *Le Tarot des Bohémiens*, avec 260 figures, tableaux explicatifs et 8 planches hors texte . . 9 fr.

— *Traité élémentaire de Science occulte*, 5ᵉ édition avec tableaux et figures . . . . 5 fr.

Martines de Pasqually. Sa vie, ses pratiques magiques, son œuvre, ses disciples, suivi du catéchisme des élus Coens, d'après des documents inédits. . 4 fr.

— *Peut-on Envouter ?* avec 1 figure . . . 1 fr.

— *L'Etat de Trouble* et l'Evolution posthume de l'être humain, avec 10 figures. . . . . . . 50 cent.

— *Le Diable et l'Occultisme*. Réponse aux publications sataniques . . . . 1 fr.

— *L'Ame humaine avant la Naissance et après la Mort*. Constitution de l'Homme et de l'Univers, clef des Evangiles, imitation évangélique, avec 4 figures et des tables explicatives. . . . . , 1 fr. 50

— *La Science des Mages* et ses applications théoriques et pratiques . . . , ... 50 cent.

— *Anarchie, Indolence et Synarchie*. Les Lois physiologiques, sociales et l'Esotérisme . . . . 1 fr.

— *Almanach du Magiste*, pour 1894-95, avec portraits et figures. . . . . 2 fr.

— *Almanach du Magiste*, pour 1895-96, 1896-97, 1897-98 1898-99 (chaque année). . . . . . 50 cent.

— *Les Arts divinatoires*. Graphologie, chiromancie, astrologie, etc . . . . 1 fr.

— *Le Cas de la Voyante de la rue de Paradis* . . . , ... 50 cent.

— *La Maison hantée de Valence-en-Brie*. Etude critique du phénomène . . . . 50 cent.

— *Catholicisme, Satanisme et Occultisme*. 50 cent.

J. TRITHÈME. — *Traité des Causes secondes*, avec Portrait de l'Auteur, traduit par R. Philippon. 5 fr.

VALENTIN. — *Pistis-Sophia*. Ouvrage gnostique de Valentin, traduit du copte en français, avec une Introduction par E. AMELINEAU . . . . 7 fr. 50

J. VICÈRE. — *Le Prophète de l'Apocalypse*. Annonce du deuxième Avènement social du Christ en Esprit dans l'intelligence des peuples. . . 1 fr. 50

VURGEY.— *L'Ame, les sept Principes de l'Homme de Dieu.* . . . . 1 fr. 50

DIVERS

(Littérature, Hygiène, Médecine, Philosophie)

ALAIZA-CHAMBON. — *Les Kardans*, Visions de Passé et d'Avenir . . . . 2 fr.

— *Rénovation religieuse*, Cathéchisme dualiste. 1 fr.

— *Catéchisme naturaliste*. Essai de synthèse physique, vitale et religieuse . . . . 3 fr. 50

— *Cybèle*, Voyage extraordinaire dans l'Avenir. 3 fr.50

A. D'ANGLEMONT. — *Le Fractionnement de l'Infini*. Synthèse de l'être . . . . 6 fr.

Dieu et l'Etre universel. Abrégé de « *Dieu dans la science et l'Amour* » . . . . 3 fr. 50

BLEMONT.— *Esthétique de la Tradition*, 3 fr. 50

BOWDEN. — *Imitation du Boudha*. Maximes pour chaque jour de l'année . . . . 3 fr. 50

- D. BRAUNS. — *Traditions japonaises sur la Chanson, la Musique et la Danse.* . . . . . 3 fr. 50

- H. CARNOY. — *Les Contes d'animaux dans les Romans du renard* . . . . 3 fr. 50

- H. CHRYSÈS. — *Nouveau Langage symbolique des Plantes,* avec leurs Propriétés médicales et occultes . . . . 75 cent.

- DESJARDIN. — *Considérations générales et pratiques sur l'État de la médecine en l'an de grâce* 1881 . . . . 75 cent.

- DEGEORGE. — *L'Imprimerie en Europe aux XVᵉ et XVIᵉ siècles.* Premières productions typographiques et premiers imprimeurs. . . . . . 1 fr. 50

- G. ENCAUSSE (Papus). — *Cours de Physiologie,* Professé a l' « Ecole pratique de Magnétisme et de Massage », avec figures, relié . . . . 3 fr.

- E. DE MOLEMES. — *Toquemanda et l'Inquisition.* . . . . 3 fr. 50

- G. FABIUS DE CHAMPVILLE. — *L'Absinthe,* histoire vraie, en vers. . . . . 1 fr.

- J. GÉRARD. — *Le Livre des Mères* . . . 1 fr.

- UN ESSÉNIEN. — *Le Portrait de Jeanne d'Arc.* 1 fr.

- R. GIRARD et M. GARREDI. — *Les Messies esséniens et l'Eglise orthodoxe* . . . . 3 fr. 50

- L. GUENEAU. — *Etudes scientifiques sur la Terre Evolution de la Vie à sa surface.* Son passé, son présent, son avenir, par EMMANUEL VAUCHEZ (Abrégé par) Edition de luxe . . . . 1 fr.

- HELION. — *Sociologie absolue.* Les Principes, les Lois, les Faits, la Politique et l'Autorité. . . . 3 fr.

- DE LAFONT. — *Le Buddhisme,* précédé d'un Essai sur le védisme et le brahamisme. . . . . . . 4 fr.

- *Le Mazdéisme,* L'Avesta, avec Préface d'Emmanuel Burnouf. . . . . 4 fr.

- A. LANG. — *Etudes traditionnistes.* . . 3 fr. 50

· J.-B. LECOMTE. — *Études et Recherches sur les Phénoménes biologiques* et sur leurs conséquences philosophiques . . . . 2 fr.

· J. PELADAN. — *Théatre complet de Wagner.* Les XI opéras. par scène, avec notes biographiques et critiques . . . . 3 fr. 50

— Babylone, tragédie . . . . 5 fr.

—La Décadence Esthétique. Réponse à Tolstoï. 3 fr.50

· — *La Science, la Religion et la Conscience,* Réponse à MM. Berthelot, Brunetière, Poincaré, etc. 1 fr.

· PEROT. — *L'Homme et Dieu.* Méditation physiologique sur l'Homme, son Origine, son Essence, avec Photographie de l'Auteur . . . . 3 fr.

· A. DE POUVOURVILLE. — *Le Taoïsme* et les Sociétés secrètes chinoises, ... 50 cent.

· Aug. RAIMON. — *Dieu et l'Homme.* Etude philosophique . . . . 5 fr.

· Ed. RAOUX. — *Des Sociétés mutuelles de consommation.* . . . . 1 fr. 25

· — *Le Monde nouveau,* ou le Familistère de Guise . . . . 75 cent.

· — *Les Cerceaux noirs et l'Orthographe* . . 1 fr.

· — *Orthographe rationnelle,* ou Écriture phonétique . . . . 3 fr.

· RIPAULT. — *La Science éclectique* (physique, médecine et cosmos) . . . . 1 fr. 50

· — *La Nature.* . . . . 1 fr.

· RISTOR et LEOFANTI. — *Les Enfers boudhiques.* Avec trois Notes et Préfaces de **Renan, Ledrain** et **Foucaud** ; avec vignettes, têtes de chapitres, un frontispice et 12 planches japonaises en couleur, d'après les hauts-reliefs de la pagode des supplices à Hanoï. . . . . 7 fr. 50

· E. SCHIFMACHER. — *Un seul Dieu en trois personnes.* Analyse de l'idée de Dieu. . . . . . 2 fr.

ROUXEL. — *Les Remèdes secrets.* . . . . 1 fr.

SANTINI.— *La Photographie à travers les Corps opaques*, par les rayons électriques, cathodiques et de Rœntgen, avec figures . . . . 2 fr. 50

Mme J.-L. SAWYER. — *Buddha* . . . . 0 fr. 75

SOFIA, marquise de CICCOLINI.— *L'Inspiration profonde*, active, inconnue en physiologie. . . 1 fr.

J. STRADA.— *L'Epopée humaine*. Mirabeau. 5 fr.

STREBINGER. — *Nouvelles Slaves*, traduites du russe, du croate et de l'allemand . . . . . 1 fr. 50

TRIPIER. — *Médecine et médecins*. Un Coin de la crise ouvrière au XIXe siècle. . . . . . 0 fr. 50

Emmanuel VAUCHEZ. — *La Terre*. Evolution de la Vie à sa surface. Son Passé, son Présent, son Avenir. 2 gros volumes illustrés de 66 fig. et d'un tableau en couleurs . . . . 15 fr.
(Voir page 88)

E. VECKENSTEDT. — *La Musique et la Danse dans les traditions.* . . . . 3 fr. 50

G. VITOUX. — *Les Rayons X et la Photographie de l'Invisible*, avec fig. . . . . 3 fr. 50

OUVRAGES EN LANGUES ETRANGÈRES

ALMANAQUE DE LA IRRADIATION, pour 1893-94 (2 vol.), chaque volume . . . . . . 1 fr. 50
— pour 1895 . . . . 0 fr. 50

ALLAN-KARDEC.— *El Libro de los espiritus* 3 fr.

— *El Libro de los médiums* . . . . 3 fr.

El Evangeli) segùn el espiritismo. . . . . 3 fr.

— *Qué es el espirismo* . . . . 1 fr.

— *Las Penas futuras segun el Espirismo* ; 10 cent. (par la poste) . . . . 15 cent.

Dr BERCERO (IAN). *Dios en el atomo* (Théoso-phie) . . . . 2 fr

— *El Cancer y la Electro. Homeopatia* del conde *César Mattei* . . . . 75 cent.

A. BLACKWELL.— *Del Efecto probable del pro-gresso de las ideas espiritista en la direction social. del porvenir.* . . . . 20 cent.

. Dr ENCAUSSE (Papus). — *Ensayo de Fisiologia sintetica,* con 35 Dibujos esquematicos, traduit du français, par le docteur Bercero . . . . . 2 fr. 50

FLAMMARION. — *Creencias an el finel mundo atraves de las edades* . . . . 20 cent.

— *Como acabara el mundo* . . . . . . 20 cent.

— *El Punto fijo en el universo y la communica-cion entre los mundos.* . . . . 20 cent.

FLORES.— *Historias de Ultratumba* . . 20 cent

TH. GAUTHIER.— *Espiritista* . . . . . . 1 fr.

LUCIE GRANGE.— *Manual de Espiritismo,* trad. du français, par le doct. **Girgois** . . . . . 30 cent.

MENDOZA.— *La Vida y la murale* . . . 20 cent.

— *Destellos del infinito,* 2 volumes . . . 4 fr.

— *Lecciones para niños espiritista* . . . 50 cent.

METZGER.— *Espiritisme el hipnotismo.* 25 cent.

MOUTINHO.— *Introduccao ao estudo dos pheno-menos ditos hypnoticos.* . . . . 1 fr. 75

Dr OTERO ACEVEDO.— *Los Espiritus* . 2 fr. 50

— *Lombroso y el Espiritismo.* . . . . . 1 fr. 50
— *Fakirismo y Ciencia* . . . . 50 cent.
F. PALASI. — *El Diablo y el pecado original.* 20 cent.
PALLOL.— *Condensacion del Espiritismo.* 50 cent.
A. PERON.— *La Formula del Espiritismo* 50 cent.
POL.—*Evidencia de la Reincarnacion* . . 25 cent.
QUINTEN LOPEZ.— *A B C del Espiritismo.* 20 cent.

OUVRAGE DE PROPAGANDE
à 15 centimes

H. DURVILLE. — *Bibliographie du Magnétisme et des Sciences occultes.* Deux brochures.
EMMANUEL VAUCHEZ. — *L'Education morale.*

à 20 centimes

DANIAUD. — I. *L'Art médical.* — II. *Note sur l'Enseignement et la Pratique de la médecine en Chine,* par un LETTRÉ CHINOIS. — III. *Extrait de la Correspondance* (Congrès du libre exercice de la médecine). — IV. *Articles de journaux* (même sujet).

DRBCISSOUZE. — *Guérison certaine du Choléra en quelques heures,* des fièvres graves, congestions, apoplexie et rage (6e édit.).

H. DURVILLE. — *Le Libre exercice de la Médecine réclamé par les médecins.* 2 broch.

— *Rapport au Congrès* sur les Travaux de la *Ligue* et l'organisation du *Congrès.* Appréciations de la presse, arguments en faveur du libre exercice de la médecine.

— *Compte-rendu des Travaux du Congrès* (libre exercice de la médecine). Discours, discussions, réponse aux questions du programme, vœux et résolutions.

— *Application de l'Aimant au traitement des maladies,* 6ᵉ édition, avec Portraits, Figures et Vignettes.

· *Idem.* Traduction espagnole, avec figures, par **Ed. E. Garcia.**

— *Idem.* Traduction allemande, avec figures, par **von Pannitz.**

— *Idem.* Traduction italienne, avec figures, par **G.-F. Pons.**

— *Le Massage et le Magnétisme menacés par les médecins.* Le procès Mouroux à Angers.

FABIUS DE CHAMPVILLE. — I. *La Liberté de tuer; la Liberté de guérir.* — II. *Le Magnétisme et l'Alcoolisme.*

— *La Transmission de Pensée.*

— *La Science psychique,* d'apr. l'œuvre de M. **Simonin,** 1 fig.

A. JOUNET. — *Principes généraux de Science psychique.*

MESSIMY (Dʳ G. de). — *Thèse sur le Libre exercice de la médecine,* soutenue en faveur de l'humanité souffrante.

PAPUS. — *L'Occultisme.*

— *Le Spiritisme.*

RIPAULT. — *L'Univers macranthrope.*

ROUXEL. — *La Liberté de la médecine.* 2 broch. — I. La Pratique médicale chez les anciens.—II. id., chez les modern.

— *Théorie et Pratique du Spiritisme.* — Consolation à Sophie. L'âme humaine. Démonstration rationnelle et expérimentale de son existence, de son immortalité et de la réalité des communications entre les vivants et les morts.

à 30 centimes

CHESNAIS. — *Le Trésor du Foyer.* Poisons et Contrepoisons, Recettes, Conseils, etc...

H. DURVILLE. — *Le Massage et le Magnétisme* sous l'empire de la loi du 30 novembre 1892 sur l'exercice de la médecine.

— *Le Magnétisme considéré comme Agent lumineux,* avec 13 figures.

— *Le Magnétisme des Animaux.* Zoothérapie. Polarité.

— *Lois physiques du Magnétisme, Polarité humaine.* Traduction espagnole, par **Ed. E. Garcia.**

— *Procédés magnétiques de l'auteur.* Traduction espagnole, par **Ed. E. Garcia.**

— *Idem.* Traduction italienne, par **E. Ungher.**

Letoquart. — *La Médecine jugée par Broussais, Bordeu, Magendie, Bichat, Raspail, etc.*

Lucie Grange. — *Manuel du Spiritisme.*

Guérison immédiate de la Peste, de toutes les Maladies infectieuses et autres Maladies aiguës et chroniques.

La Graphologie pour tous.—Exposé des principaux signes permettant très facilement de connaître les qualités ou les défauts des autres par l'examen de leur écriture, etc., avec fig.

L. Gueneau.—*La Terre.* Evolution de la Vie à sa surface, son passé, son présent, etc., par **Em. Vauchez** (compte-rend.).

Lebel. — *Essai d'Initiation à la Vie spirituelle.*

Manuel-Guide du Collectionneur de Timbres-poste.

Pelin. — *La médecine qui tue ! Le Magnétisme qui guérit.* Le Rêve et les Faits magnétiques expliqués. *Homo Duplex*

La Psychologie expérimentale. Manifeste adressé au Congrès Spiritualiste de Londres, par le *Syndicat de la Presse Spiritualiste de France.*

P.-C. Revel.—*Esquisse d'un Système de la Nature* fondé sur la loi du hasard, suivi d'un essai sur la Vie future considérée au point de vue biologique et philosophique.

P. Tureau. —*Les Secrets du Braconnage dévoilés et expliqués.*

à 60 centimes

J. M. Berco.—*Analogies et Différences entre le Magnétisme et l'Hypnotisme.*

M. Decrespe. — *Recherches sur les Conditions d'expérimentation personnelle en Physio-psychologie.*

H. Durville—*L'Enseignement du Magnétisme, du Spiritisme et de l'Occultisme à l'Université libre des Hautes Etudes.*—Faculté des Sciences magnétiques (Ecole pratique de Magnétisme et de Massage), Faculté des Sciences hermétiques. Faculté des Sciences spirites. — Règlements statutaires. Programme des Etudes et Renseignements divers.

L. Gueneau.—*Respect à la Loi.* L'Expulsion des Jésuites.

Revel. — *Lettre au Dr J. Dupré sur la Vie future,* au point de vue biologique. Complément du sommaire des éditions de 1887-90-92. Rêves et Apparitions.

à 1 franc.

Dr FOVEAU DE COURMELLES. — *Le Magnétisme devant la Loi.* Mémoire lu au Congrès de 1889, avec un Post-scriptum ajouté en 1897.

EMMANUEL VAUCHEZ. — *Préservation sociale.* Congrégations religieuses. Séparation des Eglises et de l'Etat Enquête. *Deux fascicules* (à 1 fr. l'un).

PORTRAITS

En photogravure à 30 centimes

ALLAN KARDEC, BERTRAND, BRAID, CAHAGNET, CHARCOT, CHARPIGNON, DELEUZE, DURAND (DE GROS), DURVILLE, G. FABIUS DE CHAMPVILLE, GREATRAKES, VAN HELMONT, LAFONTAINE, LUYS, MESMER, PARACELSE, PETETIN, DU POTET, le marquis DE PUYSÉGUR, RICARD, TESTE.

En phototypie à 1 franc

(*Collection de la « Irradiacion »*).

ALLAN KARDEC, J.-M.-F. COLAVIDA, ESTRELLA, C. FLAMMARION, MARIETTA.

Photographies à 1 franc

CAGLIOSTRO, CAHAGNET, DELEUZE, A. DE GASPARIN, LUCIE GRANGE, VAN HELMONT, LE ZOUAVE JACOB, LAFONTAINE, DU POTET, DE PUYSÉGUR, RICARD, ROSTAN, SALVERTE. SWÉDENBORG. *Le Tombeau* D'ALLAN KARDEC.

Nota. — Les Ouvrages de propagande, les Portraits et photographies sont vendus avec les réductions suivante :
Par 500 exemplaires, assortis ou non 50 0/0 de remise.

100	—	—	—	40 0/0	—
50	—	—	—	33 0/0	—
25	—	—	—	25 0/0	—

UNIVERSITÉ LIBRE DES HAUTES ÉTUDES

FACULTÉ DES SCIENCES MAGNÉTIQUES
(École pratique de Magnétisme et de Massage)
FONDÉE EN 1893

Enseignement supérieur libre, reconnu par décision du 26 Mars 1895

Dirigée par le Professeur H. DURVILLE
Sous le Patronage de la Société Magnétique de France.
Directeurs-Adjoints : MM. les Docteurs ENCAUSSE (PAPUS) et MOUTIN.
Administrateurs : MM. BEAUDELOT, DÉMAREST et DURVILLE.

L'*Ecole* a pour but de former des praticiens expérimentés et de mettre le Magnétisme thérapeutique et le Massage à la portée des gens du monde.

L'enseignement est divisé en deux parties comprenant :

1° *Enseignement théorique et pratique*, se divisant en cours d'Anatomie descriptive, de Physiologie, d'Histoire et Philosophie du Magnétisme, de Physique magnétique, de Procédés et Théories du Magnétisme, d'Expérimentation, de Pathologie et Thérapeutique magnétiques, de Massage, de Psychologie, etc., etc., par des médecins et des professeurs spéciaux.

2° *Enseignement clinique*.

La première partie de l'enseignement a lieu les lundis, mercredis et vendredis de chaque semaine, à 8 h. 1/2 du soir, du 1er octobre au 30 juin ; la seconde, toute l'année, le jeudi et le dimanche, à 9 heures du matin, à la *Clinique de l'Ecole*.

Après un examen passé devant une commission spéciale, les élèves qui ont les aptitudes suffisantes reçoivent un diplôme de *Magnétiseur praticien*. Un enseignement supérieur est destiné à former des professeurs.

Le magnétisme humain est une force inhérente à l'organisme et toute personne dont la santé est équilibrée peut guérir ou soulager son semblable. Dans la plupart des cas, sans connaissances médicales, l'homme peut être le médecin de sa femme ; celle-ci, le médecin de son mari et de ses enfants. *L'aimant, le magnétisme terrestre et presque tous les corps ou agents de la nature peuvent servir d'auxiliaires.*

Dans les maladies graves où la vie est en danger, quelques magnétisations faites dans les règles de l'art suffisent presque toujours pour faire cesser les symptômes alarmants. Un parent, un ami, un domestique animé du désir de faire le bien, peut souvent acquérir en quelques jours les connaissances suffisantes pour guérir la maladie la plus rebelle, si les organes essentiels à la vie ne sont pas trop profondément altérés.

L'Enseignement de l'*Ecole* est destiné à obtenir ce résultat, autant qu'à former des magnétiseurs et des masseurs professionnels.

En dehors de l'enseignement donné à l'*Ecole*, le directeur se met à la disposition de ceux qui ne peuvent pas se déplacer, soit à Paris, en Province et même à l'Etranger, pour organiser le traitement au lit du malade et mettre un parent, un ami, en état de continuer le traitement.

Le directeur reçoit le jeudi et le dimanche, de 10 heures à midi ; les autres jours, de 1 heure à 4 heures.

Ecoles secondaires à Lyon et à Bordeaux

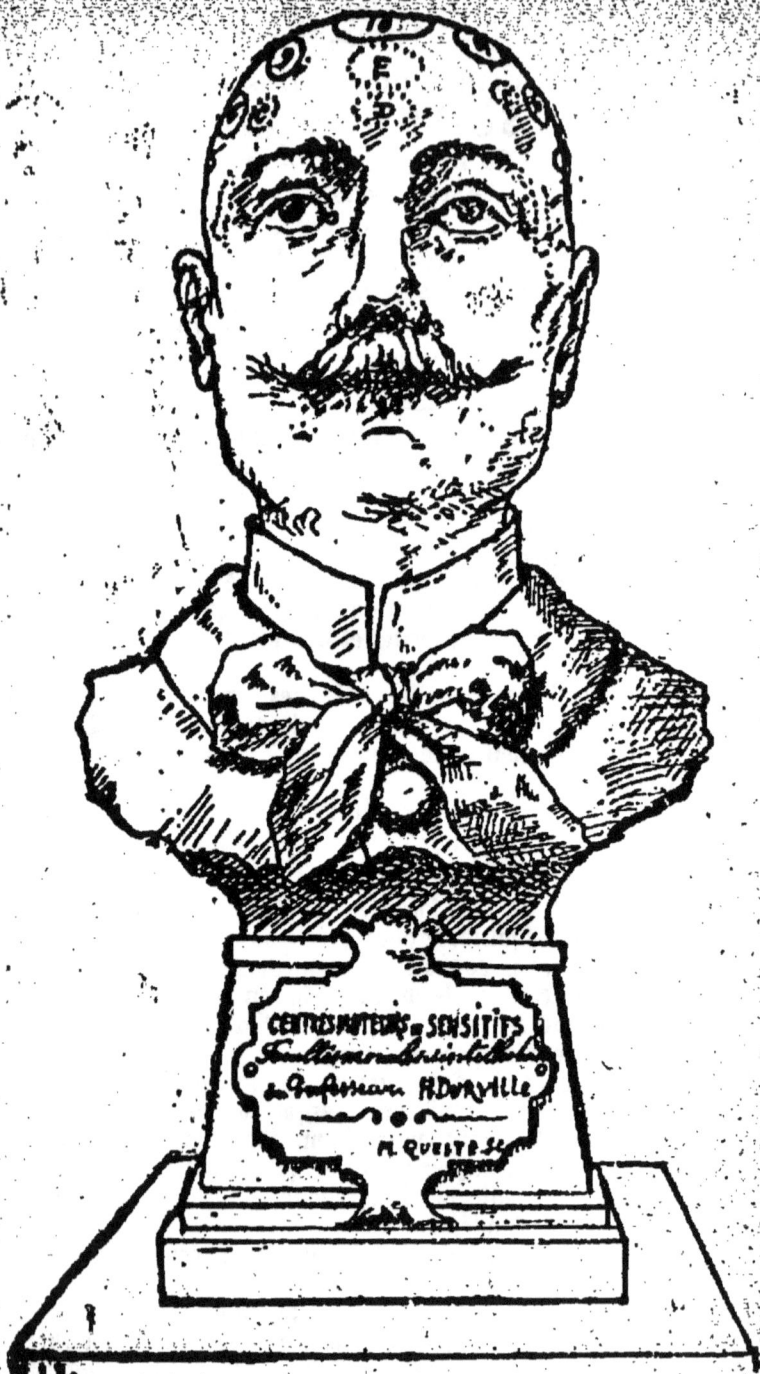

Tête-Buste artistique en plâtre, representant les centres nerveux moteurs et sensitifs et le siège de quelques facultés mentales et intellectuelles, du professeur **H. Durville**,
exécuté par **M. M. Queste**, sculpteur, premier prix des arts
décoratifs, médaillé de la Ville de Paris.

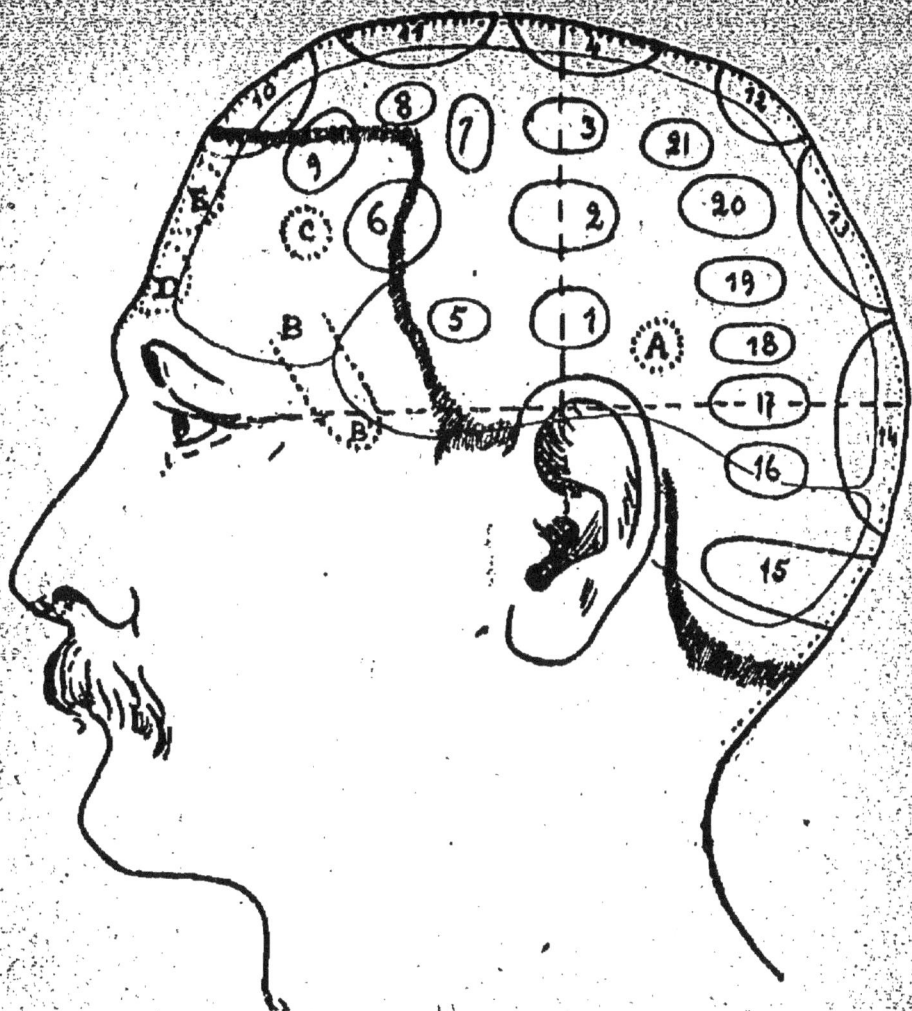

CENTRES MOTEURS ET SENSITIFS

1. Centre sensitif du bras. — 2. Centre sensitif de la jambe. — 3. Centre moteur de la rate. — 4. Centre des nerfs spinaux. — 5. Centre moteur de l'oreille. — 6. Centre moteur de la tête, de la langue et du son (à gauche, langage articulé de Broca). — 7. Centre moteur du cœur. — 8. Centre sensitif des seins. — 9. Centre sensitif des poumons. — 10. Centre du foie. — 11. Impression, croyance. — 12. Centre du nez. — 13. Centre moteur de l'estomac. — 14. Centre génésique. — 15. Coordination des mouvements, tact. — 16. Centre du larynx. — 17. Centre sensitif de la bouche et des dents. — 18. Centre de l'audition. — 19. Reins, organes génito-urinaires. — 20. Centre de la vision. — 21. Centre moteur de l'intestin.

FACULTÉS MORALES ET INTELLECTUELLES

A. Douceur à gauche, colère à droite. — B. Formes de la mémoire. — B' à gauche, souvenirs gais; envie de rire et de se moquer, prendre tout en riant; satisfaction. — B' à droite, souvenirs tristes; rend sombre et rêveur; mélancolie, mécontentement. — C. Gaîté à gauche, tristesse à droite. — D. Attention. — E. Volont

TABLE DES MATIÈRES

Paris. — Imp. A. Malverge, 171, rue Saint-Denis.

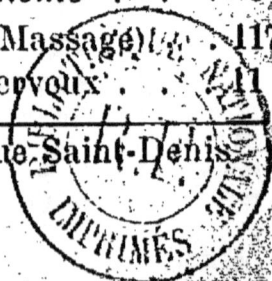

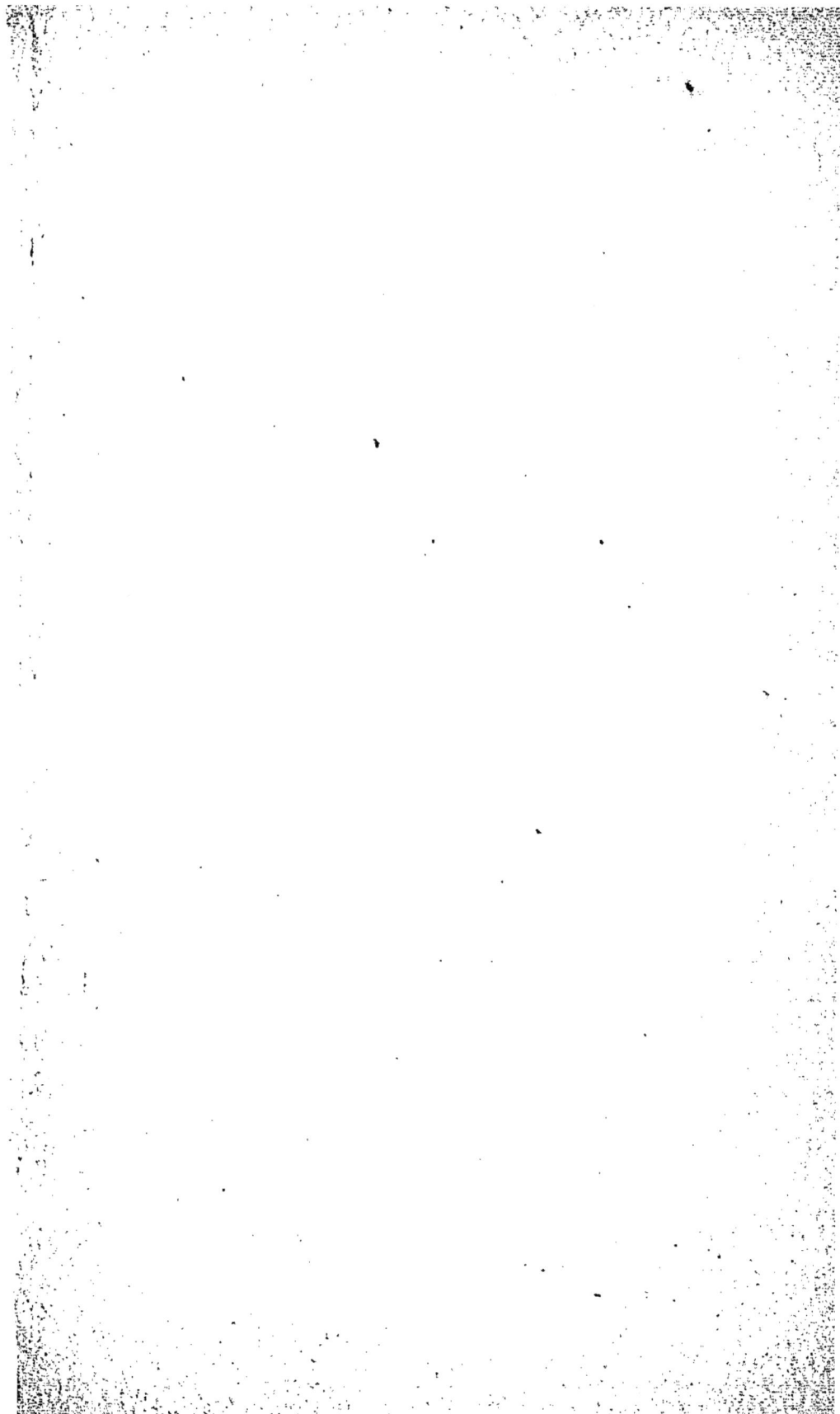